Lampejos de bem-estar

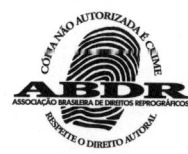 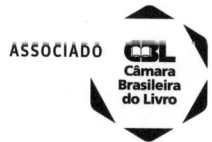

L534l   Lejderman, Fernando.
        Lampejos de bem-estar : histórias em psicoterapia e
        psiquiatria/ Fernando Lejderman. – Porto Alegre :
        Artmed, 2025.
        xx, 176 p. ; 21 cm.

        ISBN 978-65-5882-290-5

        1. Psicoterapia - Crônicas. 2. Psiquiatria. I. Título.

        CDU 616.89(82.9)

Catalogação na publicação: Karin Lorien Menoncin – CRB 10/2147

FERNANDO LEJDERMAN
Lampejos de bem-estar

Histórias em psicoterapia e psiquiatria

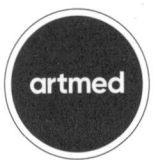

Porto Alegre
2025

© GA Educação Ltda., 2025

Gerente editorial: Alberto Schwanke

Coordenadora editorial: Cláudia Bittencourt

Capa: Paola Manica/Brand&Book

Preparação de originais: Maria Lúcia Badejo

Projeto e editoração: TIPOS – design editorial e fotografia

Reservados todos os direitos de publicação ao
GA EDUCAÇÃO LTDA.
(Artmed é um selo editorial do GA EDUCAÇÃO LTDA.)
Rua Ernesto Alves, 150 – Bairro Floresta
90220-190 – Porto Alegre – RS
Fone: (51) 3027-7000

SAC 0800 703 3444 – www.grupoa.com.br

É proibida a duplicação ou reprodução deste volume, no todo ou em parte, sob quaisquer formas ou por quaisquer meios (eletrônico, mecânico, gravação, fotocópia, distribuição na Web e outros), sem permissão expressa da Editora.

IMPRESSO NO BRASIL
PRINTED IN BRAZIL

AUTOR

Fernando Lejderman nasceu em Porto Alegre em 1955, graduou-se em Medicina na Universidade Federal do Rio Grande do Sul (UFRGS) em 1979 e é especialista em Psiquiatria pela mesma universidade desde 1984. É psicoterapeuta pelo Centro de Estudos Luiz Guedes (CELG), da UFRGS, onde foi diretor científico nas gestões 1992/1993 e 2007/2008.

Foi presidente da Associação de Psiquiatria do Rio Grande do Sul (APRS) no biênio 2008/2009; coordenador da área de Humanismo Médico no Centro de Estudos de Literatura e Psicanálise Cyro Martins (CELPCYRO) em 2010 e 2011; e coordenador da Câmara Técnica de Psiquiatria do Conselho Regional de Medicina do Estado do Rio Grande do Sul (CREMERS) entre 2019 e 2023.

É autor do livro *Afetos, tormentos e desabafos: histórias em psicoterapia e psiquiatria* (Artmed, 2022). Foi um dos autores selecionados no concurso literário "Histórias médicas contadas por médicos", promovido em 2022 pelo Sindicato Médico do Rio Grande do Sul (Simers) e pela Associação dos Amigos do Museu de História da Medicina do Rio Grande do Sul (AAMUHM). Em 2023, foi um dos contemplados no concurso literário "Histórias médicas contadas por médicos: relatos da pandemia de covid-19", realizado pelas mesmas instituições.

AGRADECIMENTOS

O meu agradecimento principal é dirigido a todos os pacientes que oportunizaram, com suas contribuições genuínas – verdadeiras "pérolas" –, a compilação de uma coleção de expressões originais e significativas que surgem no dia a dia do universo de uma clínica psiquiátrica e psicoterápica. É preciso salientar a gentileza que os pacientes sempre demonstraram, desde a autorização para o registro e a utilização das suas manifestações até a permissão para a publicação dos exemplos retirados das suas histórias.

Agradeço a todos familiares, amigos e colegas pela paciência em ler alguns textos e sugerir críticas e comentários que contribuíram para o texto final. O estímulo de vocês é uma fonte de energia para enfrentar os momentos de hesitação em continuar escrevendo e compartilhando essas histórias. O meu muito obrigado a Anette T. Lejderman, Ângela Maria Gazola, Beatris R. Scomazzon, Beatriz G. S. Seligman, Beatriz E. Leiderman, Berenice G. Gianetti, Betina Lejderman, Cesar G. Santos, Claudio Blacher, Elisa Henkin, Elisabeth Horn, Fanny Wulcan, Gecy Belmonte Parente, Gilberto Schwartsmann, Jane Jansl, Julio E. Schwartz, Leo S. Lejderman,

Lucas Lejderman, Lucia Helena Freitas, Maria Elizabeth Horn Pepullin, Martha T. Sampaio, Paula Blacher, Paulo Roberto França, Renato Seligman, Rene Claudio Gansl, Roberto Lejderman, Sidnei S. Schestatsky, Suzane I. Golbert, Suzana Schwartz, Sylvia Nabinger e Tania N. Lejderman.

À Editora Artmed eu sou particularmente grato desde os tempos do início da vida profissional, quando ainda era uma pequena livraria no centro da cidade de Porto Alegre. A minha gratidão especial a Maria Lúcia Badejo pela revisão criteriosa do texto e a Cláudia Bittencourt, responsável pela coordenação da edição do livro.

O agradecimento final é para Elisa Henkin,[*] responsável pela revisão dos textos originais, por suas sempre pertinentes observações críticas e sugestões de mudanças em determinadas passagens das histórias. Ela me fez acreditar que seria, sim, possível concluir a tarefa de escrever um outro livro. O mais importante, ela me assegura inúmeras vezes, é não ter pressa.

---

[*] Elisa Henkin é professora de literatura brasileira, ex-diretora e editora do Instituto Estadual do Livro (IEL), instituição vinculada à Secretaria da Cultura do Estado do Rio Grande do Sul.

APRESENTAÇÃO
Pássaros, pedras e mentes

Há um conto do grande escritor argentino Jorge Luis Borges, intitulado *A memória de Shakespeare*, no qual uma das personagens faz menção à história de um misterioso anel do Rei Salomão, que antes pertencera a um mendigo de Laore, no Paquistão. Quem o possuísse, poderia compreender o idioma dos pássaros. Eu sou amigo de Fernando Lejderman. Nutro por ele uma admiração profunda, que só é possível se ter pelos amigos verdadeiros. Ainda assim, considero-me isento para elogiar a sua mais recente publicação. Parafraseando o conto de Borges, Fernando é um médico que "compreende o idioma dos pacientes". Não fosse assim, o "navio" da paciente Íris não dispararia uma mensagem de socorro intitulada "SOS, Fernando".

Há um episódio na obra clássica de Liev Tolstói *A morte de Ivan Illich*, de 1886, em que o narrador descreve uma das tantas consultas da personagem, ilustrando a frieza do médico e o desapontamento do paciente:

Ivan concorda em consultar um médico, ainda que não tivesse gostado muito da ideia. Como ele antecipara, o médico era autoritário e pomposo, dirigindo-se a ele com a mesma distância que ele próprio utilizara tantas vezes em sua prática no judiciário.

A obra de Fernando responde à crítica de Tolstói, demonstrando que a boa prática médica depende não somente do conhecimento científico, mas também de empatia e de afeto.

Ele reconhece "o homem e as suas circunstâncias", conforme afirmação de Ortega y Gasset. Assim, um oxímetro, para Dona Luiza, pode ser o melhor dos remédios. E não há nada mais revelador de sua empatia do que a mensagem de Valéria: "Fernando, estou em Roma!".

Fernando narra a história das duas pacientes "loiras", na sala de espera, lembrando-nos que, às vezes, o médico se vê obrigado a fazer valer a "honestidade de propósito", como lembra uma delas. Ele nos revela, logo a seguir, com muito humor e descontração, que nem tudo na doença é tão grave assim e merece rótulos sempre ortodoxos.

Para Fernando, os doentes são pessoas como nós – como a "doida que errou de andar no prédio". Mais importante, a eles é permitida a alegria e uma vida longe das páginas envenenadas dos livros de uma biblioteca oculta, onde o riso é punido com a morte, como no imaginário convento do século XIV, da obra *O nome da rosa*, de Umberto Eco.

Uma qualidade que vejo em Fernando (e que é cada vez menos perceptível nos médicos de nosso tempo) é a sua generosidade com o ser humano. Para ele, o paciente terá sempre a sua autonomia respeitada, pois isso representa amor e respeito para com o próximo, o que está hierarquicamente acima do exercício da medicina. Trata-se de respeitar a dignidade humana, como no episódio por ele narrado do pai que decide "suspender o pedido" de morrer, antes feito à sua filha, simplesmente por ele ter o direito de mudar de ideia; ou como no caso do Seu João, que pede à filha Rosa Maria que atenda ao seu pedido: "o prazer de uma última tragada". Ah, como nós seríamos melhores médicos se pudéssemos controlar a nossa onipotência e aprendêssemos a respeitar mais a autonomia do paciente! Fernando nos dá vários exemplos nesse sentido. E isso aparece claramente no seu desfile de haicais, como a prescrição de um "genérico": "Menos terapia e mais vida. É a minha teoria"; ou a regra simples para se viver "melhor e de modo menos autodestrutivo":

> "Melhorei, Fernando.
> Melhorou como?
> Modulei o foda-se."

Seus haicais são distintos dos tradicionais japoneses, trazidos ao Brasil pelos nossos modernistas, como Guilherme de Almeida, que seguia à risca a sua métrica. Lembram mais o estilo libertário de Paulo Leminski ou algo mais irônico, como os de Millôr Fernandes – "Olha, entre um pingo e outro, a chuva não molha". Fernando quer afastar os pacientes do "estado atropelante" que um deles refere na consulta. Ele quer acompanhar o paciente como um ser integral, que envelhece e adoece.

É emocionante ver a sua capacidade de manter vínculos duradouros com os pacientes, alguns por quase uma vida inteira. Para que isso aconteça, é preciso ter certos atributos, e Fernando os tem de sobra, como o de saber controlar a sua vaidade e tentar compreender a dor dos outros. Sobre o paciente Pedro, ele diz que "o céu e o amigo te escaparam", aludindo ao prédio onde o paciente gostava de morar, e que agora teria de deixar, e ao amigo querido que Pedro há pouco perdera de forma terrível: por suicídio. Sobre o saber controlar a própria onipotência, ele conclui: "Não sei responder com precisão se a medicação ajudou Pedro".

Mas ele sabe muito bem resumir o sofrimento de seus pacientes, dando voz a um deles: "O meu diagnóstico verdadeiro é dor mental". Fernando exibe a sua capacidade de ser tolerante com as limitações físicas óbvias de alguns pacientes, como Nivaldo, que esquecera o endereço de seu consultório, pois "o óbvio se esconde", nas palavras do paciente. Ou sugere que Ana Maria "reduza o grau da lente de sua lupa", que, segundo a paciente, a fazia querer "saber o porquê de tudo". Ele lembra a Priscila que "o excesso de futuro causa ansiedade, e o de passado produz depressão"; a Heitor – um homem que descobre em seu vizinho Maurizio um ser humano que vale a pena ter por perto –, que a vida produz, sim, "tatuagens psicológicas"; a Dona Catarina, que "ter um cérebro bom na sua idade é uma verdadeira bênção", e que ter alguém que nos complemente pode fazer com que havendo "duas, elas sejam uma!".

A obra de Fernando Lejderman nos brinda com ensinamentos preciosos, os quais têm um valor ainda maior por serem parte de uma "matéria-prima" verdadeira, autêntica, espontânea, não derivada de exercícios teóricos, intelectuais ou incursões literárias. Trata-se de um garimpo médico a partir da vida real. Vem daí o "banho de empatia" pelo paciente que ele nos proporciona. Quantos ensinamentos! Como os nossos estudantes e profissionais da saúde de qualquer idade podem aprender com estes relatos!

De volta aos contos borgianos, há um deles que se intitula "O Aleph" e descreve um homem que confessa a um amigo possuir em seu porão uma pedra que lhe permite ver todo o cosmo. São assim as histórias de Sérgio Antônio, com seus repetidos *overbookings*, que o deixam com uma sensação permanente de estar "emocionalmente endividado"; de Maria Clara, com sua calça *jeans*, tão balizadora de sua autoestima; do *turning point* produzido pelo *insight* no jovem que sofre um "apagamento" após o uso abusivo de álcool; do "lápis" – ou lapso – cerebral do paciente acometido pela covid-19; ou do tratamento não preconceituoso de Fernando em relação a sua paciente que ingere Red Bull para energizar-se. Os "lampejos de bem-estar" do paciente Homero lembram muito a tal pedra de Borges, que nos permite ver o universo. Seria como se o jeito de fazer medicina deste médico competente e sensível fosse uma espécie de "Aleph" – ou, como na história do anel do Rei Salomão, Fernando nos revelasse o seu segredo mais íntimo: compreender a linguagem dos pacientes.

Gilberto Schwartsmann
Oncologista, professor titular da
Faculdade de Medicina da Universidade
Federal do Rio Grande do Sul

PREFÁCIO

É com prazer e emoção que escrevo sobre o novo livro de Fernando Lejderman, que segue revelando sua exitosa trajetória profissional. É daqueles livros que não se consegue parar de ler. O fato é que este autor, de estilo elegante, assertivo e jocoso, consegue transportar-nos para o íntimo de seu consultório e além. Leva-nos a aportar em uma ilha de humanidades. Aí, mergulhamos nas profundezas de sua alma e da alma de seus pacientes. Experimentamos a dor de experiências intrínsecas de desamparo, velhice, finitude, tristeza, solidão e morte, ao lado de momentos de luz, entendimento, compreensão e amorosos encontros ao longo da vida. O incrível é que, nesse mergulho, a maioria dos leitores encontrará, aqui e ali, alguma característica que também lhes pertence, pois, afinal, "todos somos feitos do mesmo barro".

Fernando demonstra um profundo conhecimento das oscilações e ambivalências do ser humano, entre o intenso ódio e o mais terno amor. Deparei-me, lendo seus relatos, com um turbilhão de emoções que ora beiravam as lágrimas, ora provocaram-me risos que chegaram às gargalhadas. É tocante a sua habilidade de compartilhar generosamente as emoções que permeiam a sua missão profissional com bom humor e esperança.

E mais tocante ainda para mim, que o conheci quando residente de psiquiatria. Tive o privilégio de ter sido sua professora! Nossa amizade, de lá para cá, só cresceu em afeto e admiração. Inesquecível ter visto o jovem Fernando adentrando na Unidade de Psiquiatria Infantil da Divisão Melanie Klein do Hospital São Pedro, nos idos de 1981. Logo revelou seu dom especial para estabelecer laços com pessoas de todas as idades e culturas. Era visível a alegria daquelas crianças ao encontrá-lo. Fernando trabalhava brincando, que nem o nosso Winnicott. Era muito diferente das figuras masculinas que as crianças conheciam até então. Suas brincadeiras traziam alegria àquelas doloridas existências. Nossos pequenos pacientes haviam conhecido severas rupturas anteriores, permeadas de abandonos, negligência e violência. Nada mais "natural" que essas crianças também se considerassem violentas e "más", identificadas com seus agressores, como se diz no jargão psicanalítico. No entanto, a relação consistente e compreensiva do Fernando indicava que o mundo também poderia ser bom, e, consequentemente, elas também passaram a ter esperança de tornarem-se saudáveis e boas.

Tudo corria bem, os tratamentos evoluíam. Lá pelas tantas, o doutor Fernando adoeceu, ficando privado de frequentar a Unidade. As crianças ficaram assustadas, pois tinham perdido, mais uma vez, sua referência. Pensavam que o doutor Fernando poderia ter se cansado delas, ou que poderiam tê-lo prejudicado com sua doença-maldade. E se ele morresse? Como a ansiedade na Unidade crescia, tomei uma medida inédita: levei as crianças até a Secretaria Administrativa do Serviço de Psiquiatria para que pudessem comunicar-se com ele em um telefonema. Algumas nunca haviam visto um telefone. Fernando, solícito, falou com todas que, ouvindo-lhe a voz, se tranquilizaram, voltando à Internação renovadas de esperança. Assim foi e segue sendo o Fernando. Ele traz esperança para as crianças que habitam seus pacientes adultos.

Traz não somente "lampejos de bem-estar", mas doses robustas de unguentos para a alma e luzes para momentos de obscuridade. Este livro é pedagógico tanto para jovens terapeutas com seus dilemas quanto para pacientes ansiosos e desesperançados. E certamente quem nunca foi paciente também apreciará a leitura. Assim como os autores Irving Yalom e Edith Eger, Fernando traz experiências únicas e singulares que muito podem inspirar outros profissionais. De minha parte, sou muito grata a tudo que me levou a trilhar o caminho da profissão. Foi esse caminho que me levou a, mais uma vez, encontrar-me com Fernando, desta vez como escritor! Estou segura de que os leitores também se sentirão presenteados com esta leitura.

Maria Lucrécia Scherer Zavaschi
Psiquiatra e psicanalista.
Professora de Psiquiatra da Faculdade de
Medicina da Universidade Federal do Rio Grande do Sul

SUMÁRIO

	Introdução	1
1	A "turma do lilás" e o universo *borderline*	5
2	Paisagem marrom	12
3	Duas loiras na sala de espera	13
4	Sou doida, mesmo!	17
5	A sarjeta	19
6	Fotografia	26
7	Estou em Roma!	27
8	É menino ou menina?	34
9	Bem-estar	37
10	O meu cérebro é de 65 anos	38
11	Suspende o pedido	41
12	Tese	43
13	Lápis	44
14	Duas, nos tornamos uma	49
15	A "lupa do por quê"	62
16	Meditação	66

17	Preguiça de ficar braba	67
18	Ele vai te surpreender	75
19	Desvairada por compras	87
20	Réu ambulante	88
21	Claridade	89
22	Genérico	90
23	SOS	91
24	A finitude	96
25	O óbvio se esconde!	103
26	Dor e milagre	105
27	Dor mental	106
28	*Overbooking*	107
29	Convívio	121
30	Calça *jeans*	122
31	Dependência química de harmonia	127
32	Trégua	128
33	Piração ciumêntica	129
34	Covid-19	130
35	Muitos atestados de óbito	131
36	Energético via WhatsApp	134
37	O céu vai nos escapar	137
38	Simplicidade	142
39	Amizade	143
40	Atropelante	144
41	A senhora do oxímetro	145
42	Vida sexual	149
43	O prazer da tragada	150
44	Passadista	152
45	Fragilidade física	153
46	Lampejos de bem-estar	158
47	Modulação	177

INTRODUÇÃO

Este livro é uma coletânea de histórias registradas ao longo dos anos de atividade clínica como psiquiatra e psicoterapeuta, quando desenvolvi o hábito de escrever características ilustrativas, peculiaridades ou fragmentos da história de vida dos pacientes. Eram expressões originais que eles usavam para descrever determinados aspectos da sua personalidade, seu funcionamento psicológico, seu momento de vida ou o conteúdo de um sonho. Era a ilustração de algum detalhe significativo de suas vidas, um olhar sofisticado e ao mesmo tempo simples dos pacientes sobre si próprios, como resultado dessa misteriosa interação subjetiva entre médico e paciente e suas inúmeras conexões e percepções.

Era evidente para os pacientes que se tratava de algo especial. E, para mim, se tornou um hábito profissional. Aos poucos, no transcorrer do tempo, essas manifestações espontâneas – verdadeiras "pérolas" – se transformariam em títulos de casos. E passei a colecioná-los. E, para minha surpresa, eles se revelaram mais psicoterapêuticos do que eu suspeitara inicialmente. Esses títulos, com sua indiscutível capacidade de síntese, ajudavam os pacientes na busca pela solução e enfrentamento dos problemas, no autoconhecimento e na aquisição de seus próprios insights. Em algumas circunstâncias, já representavam o próprio autoconhecimento e a expressão de algo pessoal valioso sob o prisma psíquico. Em outras, representavam a história do caso. Em cada caso havia uma singularidade.

O processo de dar nome aos casos ocorria de um jeito espontâneo. Quando algo expressivo surgia em uma consulta ou sessão de terapia, eu escrevia em um caderno e, posteriormente, direto no computador, em uma planilha dedicada especialmente a eles. Aproveitava o momento em que escrevia e solicitava a autorização dos pacientes para usar aquelas expressões com outros pacientes. Todos, sem exceção, sempre autorizaram a utilização de suas expressões e exemplos. O fato de serem comunicações originais as tornava psicologicamente didáticas, diferentemente dos conceitos e modelos teóricos e das sempre necessárias revisões da literatura especializada. Observei que os pacientes apreciavam aquele processo. Acho que era algo que traduzia o sentimento de importância e utilidade em poder ajudar outras pessoas por meio de uma particularidade íntima e singular.

Em abril de 2022, a Editora Artmed publicou a primeira coletânea dessas "pérolas" que se transformaram em textos sob o título *Afetos, tormentos e desabafos: histórias em psicoterapia e psiquiatria*. A publicação desse livro foi um exercício de vencer obstáculos e resistências pessoais relacionados, principalmente, às minhas próprias hesitações em revelar minha intimidade profissional sob a forma de histórias de vida dos pacientes. No entanto, esse processo de enfrentamento das resistências – universal nas mais variadas modalidades de terapia – nos leva para outras perspectivas e, desse modo, desenvolvi o hábito de escrever a história das "pérolas" dos pacientes.

O hábito de escrever essas histórias se intensificou durante a pandemia de covid-19 e segue até o momento atual, assim como a minha atenção para capturar as expressões singulares dos pacientes. A publicação do primeiro livro produziu um efeito positivo na minha mente em relação ao processo de registrar e escrever histórias, e, assim, o presente livro é o resultado desse novo hábito. São histórias sobre sentimentos e temas diversos do cotidiano profissional, que expressam aflições humanas comuns a todos nós, como medos, desafios, doença, velhice, finitude, irritabilidade, amor, conquistas, dependência, exageros, loucuras, ciúmes, enganos, dores, surpresas e amizade.

O ato de registrar e colecionar os olhares dos pacientes sobre eles mesmos e sobre o processo de tratamento também é uma forma de agradecer aos protagonistas principais deste trabalho. Significa um reconhecimento à concessão que os pacientes realizam ao nos dar a oportunidade de tentar ajudá-los a lidar melhor com os transtornos, as doenças, o estresse cotidiano e os conflitos pessoais.

A reflexão emocional presente nos tratamentos psiquiátricos e psicoterápicos é uma tentativa implícita de estabelecer melhores capacidades em direção à autocompreensão e à qualidade nas relações interpessoais em todos os níveis.

É necessário um esclarecimento final: os casos descritos neste livro são baseados em personagens reais, mas as histórias sofreram o tratamento da ficção no intuito de preservar a identidade das pessoas envolvidas, apesar da autorização expressa de todos os protagonistas, salvo as pessoas já falecidas, cujos cônjuges, filhos, sobrinhos ou netos manifestaram essa anuência. O importante nesses relatos é a contribuição da percepção dos protagonistas.

O texto "A 'turma do lilás' e o universo *borderline*" foge a essa regra, pois possui conteúdo relacionado ao início da vida profissional. Ele trata da importância de uma atividade institucional e do aprendizado da liderança na formação da identidade profissional por meio de uma história real ocorrida no Centro de Estudos Luís Guedes (CELG), do Departamento de Psiquiatria da Universidade Federal do Rio Grande do Sul (UFRGS).

Boa leitura!

1
A "TURMA DO LILÁS" E O UNIVERSO BORDERLINE

O Centro de Estudos Luís Guedes (CELG) é uma associação científica sem fins lucrativos que congrega associados psiquiatras e psicólogos, professores, alunos e ex-alunos e residentes da Residência Médica em Psiquiatria do Hospital de Clínicas de Porto Alegre (HCPA), do Departamento de Psiquiatria e Medicina Legal da Faculdade de Medicina (Famed) da Universidade Federal do Rio Grande do Sul (UFRGS). O CELG tem como objetivos principais proporcionar educação continuada e aprimoramento científico a seus associados e à comunidade ligada à área da saúde mental e promover e estimular a pesquisa no campo da psiquiatria e áreas afins.

A minha primeira experiência na vida institucional psiquiátrica aconteceu como assessor da diretoria do CELG, na época coordenada pelo Professor Sidnei S. Schestatsky, entre os anos de 1984 e 1989. As reuniões de diretoria ocorriam nos sábados pela manhã e, para mim, eram uma espécie de terapia de grupo. E era uma terapia bem eficiente. Eu havia concluído a especialização em Psiquiatria há pouco tempo, no final de 1983, não desejava seguir a carreira acadêmica e me inclinava para, no futuro próximo, ingressar na formação psicanalítica da Sociedade de Psicanálise de Porto Alegre (SPPA), caso fosse aceito nas entrevistas de seleção. Aquela atividade, aos sábados pela manhã, era uma maneira de permanecer em contato com uma instituição de relevância na psiquiatria gaúcha e brasileira, estar em contato com os colegas, trocar experiências profissionais, desenvolver atividades voluntárias para a instituição da qual éramos egressos e, claro, era uma ótima oportunidade de convívio social.

Quando comecei a frequentar o CELG, ele ainda se localizava nas dependências da Divisão Melanie Klein do Hospital Psiquiátrico São Pedro. A Biblioteca do CELG era um ambiente agradável, despojado, mas com um considerável acervo de livros e, o mais importante, a assinatura de uma série de revistas internacionais de psiquiatria, como a *Acta Psychiatrica Scandinavica*, o *British Journal of Psychiatry*, o *American Journal of Psychiatry*, o *Canadian Journal of Psychiatry*, o *Archives of General Psychiatry*, entre outras. E era nesse ambiente cultural que continuávamos nos atualizando na especialidade, que se encontrava em profundas transformações desde os anos 1960 e 1970, na esteira do uso crescente de medicamentos psiquiátricos, como clorpromazina, haloperidol, imipramina e lítio. Na época, esses medicamentos revolucionaram o tratamento da esquizofrenia, das depressões e do transtorno bipolar, então denominado psicose maníaco-depressiva.

A repercussão da psicofarmacologia foi algo impressionante para o campo da psiquiatria nas décadas seguintes, as quais simbolizaram a ascensão da especialidade para dentro do campo da medicina. A especialidade psiquiátrica era alvo constante de piadas – subjetiva demais e científica de menos para pertencer à medicina. A possibilidade de tratamentos farmacológicos eficazes para doenças crônicas como a esquizofrenia, a psicose maníaco--depressiva e as depressões graves levou a mudanças de paradigmas e progressiva diminuição de hospitalizações psiquiátricas. O debate no campo da saúde mental é sempre um tema delicado e complexo; atualmente, os críticos da psiquiatria se debruçam sobre os excessos da psicofarmacologia e dos diagnósticos no território psiquiátrico. A principal crítica é referente ao excesso de influência das classificações diagnósticas e da indústria farmacêutica.

No Brasil, nos encontrávamos no final da ditadura militar, que já durava 20 anos, e a possibilidade das eleições diretas para presidente da República para os anos seguintes era um assunto predominante em nossas mentes jovens. A dimensão dos comícios das "Diretas Já", em 1983 e início de 1984, impressionou a sociedade brasileira. A adesão maciça das pessoas, em todas as cidades onde ocorreram os comícios, em um clima festivo, pacífico – e civilizado – era uma celebração dos novos tempos de liberdade política que se aproximavam. Esses comícios marcaram uma geração de brasileiros que ansiavam viver em tempos democráticos. Eu fazia parte dessa esperança por tempos mais livres e democráticos. E, como todo jovem, era dominado por muitas e diversas ilusões políticas. Eu tinha absoluta certeza – ou era absoluto desejo? – que a emenda das "Diretas Já" seria aprovada pelo Congresso Nacional, mas a realidade foi uma dura derrota por apenas 22 votos, no dia 25 de abril de 1984. Foi uma frustração e tanto! Doeu!

O professor Sidnei era um líder simpático, agradável e democrático, porém firme em suas posições. Ele tinha um humor sofisticado e uma fina ironia que chamavam minha atenção. Às vezes era até claramente debochado. Possuía expressiva cultura psiquiátrica e psicanalítica e era versado nos mais diversos assuntos. Conversar com ele era instrutivo. E – ainda mais – gostava de futebol e política. Sempre tínhamos algum assunto em comum. Não vacilava ante as questões duvidosas. E, se vacilava, não demonstrava ou então eu não percebia. E eu o admirava por esse pequeno detalhe. Apreciava sua capacidade de decidir procurando a harmonia do grupo. Ele era firme, posicionado, transparente, mas não era autoritário. A possibilidade de reuniões democráticas, em um país que vivia há tantos anos sob uma ditadura militar, era uma experiência emocionante e alentadora para um jovem psiquiatra no início da carreira. Não tenho nenhuma dúvida de que ele foi um modelo para mim quando, anos mais tarde, tive a oportunidade de ocupar cargos de liderança – no próprio CELG, como diretor científico, e na Associação de Psiquiatria do Rio Grande do Sul (APRS), na qualidade de presidente. Também apreendi muito de psicoterapia de orientação analítica em quase dois anos de supervisão semanal com ele.

Refletindo retrospectivamente sobre essa época, me parece nítido o papel que aquelas reuniões desempenharam para mim naquele momento específico de vida profissional. Era um momento de transição: terminava a época de estudante e se iniciava a vida profissional. Era a hora de enfrentar a realidade crua, áspera e competitiva do mundo do trabalho. E é normal a presença de doses elevadas de insegurança nessa etapa da vida. As reuniões do CELG foram um porto seguro para aliviar várias tensões da vida profissional e contavam com um comandante que inspirava segurança. Creio que essa é a primeira vez que revelo esses sentimentos de modo tão simples e direto. A frequência semanal das reuniões era outro atrativo. Dificilmente eu me ausentava de alguma reunião. Definitivamente, aquelas reuniões associativas eram uma forma de terapia.

O leitor ou a leitora deve estar se perguntando, após essa breve introdução, onde está a "turma do lilás", presente no título deste capítulo. O que toda essa história tem a ver com a "turma do lilás"?

Nós estávamos em uma reunião para decidir sobre as cores de um cartaz de um evento interno, só para os associados do CELG, o Simpósio de Psicoterapia de Orientação Analítica, que ocorria a cada dois anos. No entanto, a energia principal do grupo estava dirigida à organização de uma jornada de psiquiatria que ocorreria no ano seguinte, e o convidado principal seria o Dr. Otto Kernberg, um psiquiatra e psicanalista austríaco, radicado no Chile e, posteriormente, nos Estados Unidos. Àquela altura dos acontecimentos do mundo científico, ele era considerado uma autoridade mundial em psiquiatria e psicanálise, com estudos e publicações a respeito do transtorno da personalidade *borderline*, caracterizado por uma série de sintomas relacionados a instabilidade emocional, medo intenso de abandono, dificuldades no modo de autopercepção e impulsividade elevada. Estudar os conceitos e as teorias de Otto Kernberg era estimulante e enriquecia as nossas mentes. O universo *borderline* recebeu *status* de transtorno da personalidade em 1980, pela sua relevância clínica e prevalência elevada, após muitos anos de imprecisão diagnóstica. Até hoje é alvo de acalorados debates acadêmicos. O quadro clínico dos pacientes com esse diagnóstico não é nada monótono, tampouco discreto. Se usássemos as cores como metáfora, seria algo bem colorido.

Naquele dia de definição das cores do cartaz, as discussões foram muito animadas e divertidas. A maioria dos colegas desejava um cartaz sóbrio, com tonalidades cinza, preto e branco, que era um pouco a moda daqueles tempos; apenas eu e mais duas colegas defendíamos um cartaz com cores mais vibrantes, mais alegres. Não sei exatamente de onde e de quem partiu a ideia, mas sugerimos a cor lilás. Inicialmente todos acharam graça e logo se posicionaram contra usar uma cor tão chamativa. O mais surpreendente, para mim, foram os sólidos argumentos usados pelas minhas colegas, que relacionaram a cor lilás ao transtorno da personalidade *borderline*, que em nada lembra o mundo cinza, preto e branco. Será que era uma sintonia inconsciente com o universo *borderline*? Em outras palavras, nós três criamos um debate interno no grupo. Abrimos uma discussão repleta de significados quando o mundo psiquiátrico e psicanalítico era um pouco mais hermético, mais impermeável e repleto de mistérios. Naquela época, alguns textos técnicos inclusive recomendavam um excesso de neutralidade em todos os aspectos do cotidiano da psiquiatria, desde os trajes dos terapeutas até o ambiente dos consultórios.

Os debates sobre a cor do cartaz foram tão interessantes que o professor Sidnei achou mais prudente deixarmos a votação para a semana seguinte. Às vezes o tempo nos traz serenidade para tomarmos algumas decisões. Acho que era o caso. Era muito provável que haveria uma eleição, todos votariam e a maioria venceria. Na semana seguinte ocorreu exatamente assim, e, claro, perdemos a votação pelo placar contundente de 9 a 3. No entanto, dali para a frente passamos a nos denominar "a turma do lilás". Perdemos, é verdade, mas ganhamos uma identidade apenas baseada na nossa afinidade em relação ao colorido de um cartaz. Lilás é uma cor similar ao violeta. É formada como uma mistura particular entre as cores azul e vermelho e está presente em muitas flores, incluindo a que leva o mesmo nome. Lilás é também o nome atribuído à Ilha Terceira, no arquipélago dos Açores, devido à cor do céu ao amanhecer e ao pôr do sol. Em algumas culturas, essa cor é vinculada à magia e é considerada mística e sentimental, significando também espiritualidade e intuição.

Eu não sei ao certo os motivos reais ou inconscientes pelos quais a "turma do lilás" permaneceu conosco todos esses anos. Sempre que nos encontramos, evocamos a velha história, que se tornou uma espécie de código entre nós. Em nossos contatos esporádicos, uma frase sempre aparece: "A turma do lilás vive!". Criamos uma identidade duradoura. E com alma, como diriam as pessoas antigas e observadoras da natureza.

Identidade talvez seja a palavra que melhor se aplica para o universo *borderline*. A falta de uma identidade clara que delimite uma zona da outra; ou entre o mundo dos sintomas neuróticos e o dos psicóticos; ou entre o mundo da realidade e o da fantasia; ou, ainda, entre o mundo do controle dos impulsos e o do descontrole. A ausência de uma delimitação clara consagrou o termo *border*, cujo significado é fronteira, borda, limite, divisa, margem, beira, contorno ou moldura.

Eu sempre tive dificuldade e reservas com o diagnóstico do universo *borderline* exatamente pela imprecisão diagnóstica. Como não existe nenhuma pretensão acadêmica neste texto, registro apenas algumas reflexões sobre um diagnóstico que talvez esteja sendo empregado em excesso na psiquiatria atual. Na presença de um quadro impreciso ou mais florido, o termo *borderline* aparece nas categorizações diagnósticas com mais força do que antigamente.

Alguns diagnósticos clínicos, como o de histeria, praticamente desapareceram de classificações diagnósticas, como o *Manual diagnóstico e estatístico de transtornos mentais* (DSM-5) e a *Classificação estatística internacional de doenças e problemas relacionados à saúde* (CID 11). Seria um modismo? Sinal dos nossos tempos turbulentos? Ou a consagração do termo *borderline* foi influência direta da escola americana de psiquiatria? Não sabemos ainda a resposta precisa a essa questão, mas é mais um dos bons debates no campo da saúde mental, onde a exatidão não faz ninho, exatamente pelo alto teor de subjetividade, tão característico dessa especialidade.

2

PAISAGEM MARROM

*Depois da enchente,
todo mundo está
com a cabeça diferente.
A enchente inundou
a alma e a mente de toda a gente.
E a paisagem ficou toda marrom!*

3

DUAS LOIRAS NA SALA DE ESPERA

Lígia era minha paciente havia alguns meses – na verdade, havia quase um ano. Desejava melhorar a ansiedade de *performance* ao se apresentar em público, pois em breve enfrentaria uma difícil prova oral em um concurso público muito concorrido na área judiciária. Suava nas mãos com a simples evocação desse momento. Entre as suas principais características havia lugar de destaque para a generosidade, a suavidade e, sobretudo, a honestidade. Foi dela que ouvi pela primeira vez – e aprendi – a expressão "honestidade de propósito". Essa expressão passou a ser usada com frequência no decorrer da minha vida pessoal e no trabalho junto aos pacientes. Sempre que eu iria ver Lígia, me lembrava da sua expressão.

Em uma ocasião, antes de chamá-la para nossa sessão de psicoterapia, verifiquei a agenda para me certificar dos pacientes seguintes. Após a sua sessão, teria uma primeira consulta com outra paciente, Juliana, e a seguir atenderia um paciente para revisão de sintomas e dos resultados de um novo e promissor medicamento – a venlafaxina.* Estávamos ainda nos anos 1990. A sala de espera do consultório era pequena. Havia espaço apenas para dois lugares, duas cadeiras tipo diretor de cinema, e um vaso com uma folhagem, que ficava sobre uma discreta mesinha de apoio. A sorte é que havia claridade, já que a iluminação direta vinha da janela do piso ao teto. As persianas verticais deixavam vista para o pátio de uma casa, onde um cachorro preguiçoso passava o tempo todo esparramado no chão. Aquele cachorro atirado trazia um clima diferente para a sala de espera de um consultório psiquiátrico e psicoterápico.

Quando abri a porta para chamar Lígia, Juliana já se encontrava lá. A cena era no mínimo interessante: duas mulheres loiras sentadas em uma pequena sala de espera. Juliana se levantou e se dirigiu à sala de atendimento. Logo me disse que o horário das 16h era o dela e, inclusive, já tinha conversado com Lígia, que concordara em mudar o seu. Eu fiquei um pouco surpreso com o incidente, e, antes que esboçasse alguma resposta, Lígia me disse:

– Fernando, pode atender ela. Eu venho em outro horário ou outro dia. Não tenho nenhuma urgência.

Lígia era uma pessoa flexível por natureza, era quem sempre cedia em variadas situações na sua vida. Seu perfil conciliador a levou a ceder rapidamente seu horário de terapia para uma pessoa que ela nem conhecia. E nem sabíamos ainda se estava certa ou não, mas era o seu jeito. Era a sua natureza. Juliana, que eu ainda não conhecia, já dera pistas do seu perfil psicológico. Era uma pessoa extrovertida e espaçosa. Quando consegui me refazer da surpresa das duas loiras na sala de espera, disse espontaneamente:

---

* A venlafaxina foi lançada em 1994, inicialmente para o tratamento da depressão. Atualmente é indicada para quadros de ansiedade (ansiedade generalizada e pânico), depressão e dor. Seu mecanismo de ação predominante é a inibição da recaptação de serotonina e noradrenalina nas sinapses.

– Vou entrar e verificar melhor na agenda o que aconteceu. Um de nós errou nessa questão do horário. Pode ter sido eu. Vamos achar uma solução.

Fechei a porta e pensei: ou eu ou Juliana erramos, pois Lígia era muito regular. Sempre era pontualíssima – assim mesmo, no superlativo. Era admirada no trabalho por entregar tudo no prazo solicitado. A marcação da agenda era clara: Juliana estava marcada para o horário seguinte, às 17h. O horário das 16h pertencia a Lígia havia quase um ano. Seria difícil ocorrer um engano meu dessa natureza, mas sempre é possível. Erros e enganos são uma rotina em qualquer existência. A minha decisão dependia muito da reação das duas na sala de espera. Lígia, para se livrar o mais rápido possível do embaraço, preferia ceder o seu lugar. Ela ia mal no confronto. Evitava qualquer confronto. Se eu aceitasse isso poderia causar boa impressão na primeira consulta com Juliana? Ou estaria somente solucionando um embaraço do jeito mais fácil?

Retornei à sala de espera, chamei Juliana à sala de atendimento e disse a Lígia para aguardar. Expliquei a ela que aquele horário era o de Lígia há quase um ano, que ela era sempre assídua e pontual, portanto ela estava correta. Eu até poderia ter me enganado e comunicado equivocadamente, mas o seu horário estava registrado na agenda – ainda de papel e não *on-line*, como as atuais – às 17h. Se fosse complicado para ela aguardar uma hora eu veria outro dia e outro horário. E, claro, assumindo que eu poderia estar errado, me desculpei pelo transtorno.

Depois de uma decepção inicial, Juliana comentou:

– Eu espero, Fernando. Nem é tanto tempo assim. Deve ter um café aqui perto. Eu anotei na minha agenda às 16h, mas posso ter me equivocado também.

– Obrigado, Juliana. Um de nós dois errou, mas não é correto com a Lígia, mesmo que ela tenha afirmado para ti e para mim que estava disposta a ceder o horário.

Voltamos para a sala de espera; o cachorro continuava lá, deitado no seu canto, como se nada tivesse acontecido. E para ele, rigorosamente, nada aconteceu naquela minúscula sala de espera, mas para mim, um psiquiatra ainda jovem, foi um acontecimento importante e inesquecível. Duas mulheres loiras bonitas na sala de espera, aguardando o momento da sua terapia, cada uma com seus dramas e problemas, e a mais flexível delas – e com genuína honestidade de propósito – não se importava de ceder o seu lugar para outra paciente que nem conhecia e que já reivindicava a preferência de um espaço que talvez nem fosse o dela.

Durante muitos anos eu relembraria a Lígia esse episódio na sala de espera como uma de suas características importantes, que, eventualmente, a faziam ficar aborrecida com ela mesma ao ceder demasiadamente o seu espaço para outras pessoas na vida social, amorosa, familiar ou profissional. Acho que ela compreendeu bem que teria sido um erro considerável da minha parte concordar que ela cedesse o seu horário.

O *insight* produzido nesse episódio, sob o ponto de vista psicodinâmico, é esclarecedor do funcionamento interpessoal dos envolvidos. Era difícil para Lígia ser a sua própria prioridade, e a disposição inata em beneficiar os outros em primeiro lugar algumas vezes era um problema para ela. Esse pequeno incidente na sala de espera ficou na sua lembrança em muitas outras ocasiões da vida. A minha esperança, naquele dia, era de que esse episódio ajudasse Lígia – com honestidade de propósito – a se colocar em primeiro lugar com mais frequência.

4

SOU DOIDA, MESMO!

Débora consulta esporadicamente desde um ano antes da pandemia para um quadro de transtorno de déficit de atenção/hiperatividade (TDAH) clássico e obtém muitos benefícios com o uso esporádico de medicamentos específicos como metilfenidato[*] e lisdextroanfetamina.[**] Em uma revisão recente, ela entra no consultório sorridente e me relata o acontecimento de instantes antes:

– Quando cheguei na portaria do teu prédio para o cadastro, a recepcionista me perguntou aonde eu iria e o número da minha identidade. Eu disse o número da identidade e que iria à sala no dr. Fernando.

---

[*] Metilfenidato é um fármaco que atua aumentando a transmissão sináptica de noradrenalina e dopamina no sistema nervoso central (SNC). É utilizado no tratamento do TDAH para melhorar a atenção e a concentração. Também é empregado no tratamento da depressão, para potencializar a resposta antidepressiva.

[**] Lisdextroanfetamina é um fármaco que inibe a recaptação de noradrenalina e dopamina e, simultaneamente, libera esses neurotransmissores nas sinapses do SNC. É usada no tratamento de TDAH, narcolepsia e depressão resistente ao tratamento.

- Dr. Fernando, o psiquiatra? Perguntou a recepcionista e já emendou em seguida: sala 612, sexto andar.
- Sim, foi minha resposta afirmativa. E logo atrás de mim estavam um homem com seu filho de aproximadamente 7 ou 8 anos. O pai disse que iriam ao médico pediatra do menino, no quinto andar. Entramos juntos no elevador. Quando a porta se abriu no quinto andar, eu, avoada do meu jeito, saí imediatamente. Quando me dei conta do equívoco de andar, disse espontaneamente, em voz alta: sou doida, mesmo!
- Viu, pai? Por isso ela vai no psiquiatra! – disse o menino sorrindo e se divertindo com a doida – somente distraída – da Débora.

Quem nunca se distraiu nessa situação quando a porta do elevador se abre antes do seu andar? Eu já, inúmeras vezes.

5

A SARJETA

Henrique despertou atordoado e confuso, com uma ressaca daquelas horríveis e uma dor de cabeça que fazia latejar as têmporas, o que era incomum para ele. Assustado, olhou para os lados e achou estranho ver o seu amigo, João Guilherme, dormindo na calçada ao lado de um banco de praça. Levantou-se rápido, com um pulo felino, e percebeu que eles estavam no meio-fio da calçada, que haviam dormido ao relento, na Rua dos Andradas, ao lado da Praça da Alfândega e em frente a uma loja do McDonalds, no Centro da cidade de Porto Alegre. Apressadamente colocou a mão no bolso direito da calça *jeans* para conferir o documento de identidade, a chave de casa e o dinheiro. Ficou mais assustado quando não encontrou o documento de identidade, nem a chave e nem o dinheiro. Cutucou e acordou o amigo, que também se assustou ao constatar a situação deles. Esboçaram uma gargalhada nervosa, um riso meio forçado até, e tentaram, então, refazer o caminho da noite anterior. Estavam alarmados com o fato de estarem no meio-fio da calçada, ao relento e expostos a toda sorte de violência dessa situação.

As lembranças da noite anterior se iniciavam quando foram para a Cidade Baixa – que, na época desta história, ainda era o reduto da boemia porto-alegrense – a fim de comemorar o final do semestre da faculdade de um deles e a conclusão do mestrado do outro. Era uma noite de verão quente e abafada em Porto Alegre. Após várias rodadas de cerveja, apanharam um táxi e tomaram o rumo do Centro da cidade em busca de uma festa em outro bar, inaugurado recentemente – um bar exclusivo de festas descoladas para todos os públicos, repletas de gente bonita e drogas de todas as espécies e categorias. Henrique já mal e mal lembrava como haviam chegado ao bar. Apesar de acostumado a noitadas e baladas "fortes", ele nunca havia tido um "apagão" desse tamanho. A sensação de perda de controle o afligia internamente, a ponto de sentir dor no peito; na verdade, o apavorava. João Guilherme recordou que ambos estavam muito cansados e muito bêbados e, de comum acordo, decidiram descansar um pouco antes de retornar para casa. A última cena que o filme da memória registrara era dos dois acendendo um cigarro, sentados no meio-fio da calçada. Acabaram dormindo por absoluto estado de embriaguez.

    Henrique estava abalado com a ausência de lembranças. Não recordava de diversas passagens da noite anterior e isso o deixaria cada vez mais perturbado nos dias seguintes. A sensação de perder o controle dos acontecimentos mexeu com ele. Não lembrava da morena provocante, que fazia o maior sucesso na balada e que, em determinado momento, se insinuou e até deu em cima dele. Enquanto o amigo recordava esses momentos – e de certo modo se divertia –, a aflição de Henrique aumentava, sentia um aperto estranho no peito, tontura, quase vertigem, medo de perder o controle e/ou desmaiar. Para piorar tudo, aquela dor de cabeça infernal alimentava a sensação de ressaca no corpo. Nunca tinha vivido algo dessa natureza. Henrique teve um apagamento pelo uso excessivo de álcool. Evidentemente, era um sinal de perigo.

    Henrique acordou provavelmente com o barulho de um caminhão que estava descarregando material para uma obra nas imediações da praça. Retornaram caminhando para a casa de João Guilherme, que, por sorte, ficava a poucas quadras de distância, na Rua Demétrio Ribeiro, ainda no Centro. Durante o trajeto, perceberam a paisagem matinal, as pessoas se dirigindo aos seus trabalhos e a quantidade expressiva de moradores de rua. Eles não faziam a menor ideia dessa triste realidade dos centros urbanos brasileiros, pois não eram frequentadores do Centro da cidade, local onde se concentrava a maior parte dos moradores de rua. Henrique era uma pessoa bem-humorada e, para aliviar o próprio nervosismo, apelidou os moradores de rua de "colegas". Eram, na maioria, homens, e algumas mulheres embaixo de marquises e viadutos, alguns deles dormindo, outros já bebendo àquela hora da manhã e outros se drogando com crack.* Henrique e João Guilherme se impressionaram com o aspecto decadente, doente e descuidado daquelas criaturas, com roupas esfarrapadas, um monte de sacolas e cobertores sujos em torno delas. Sim, algumas daquelas pessoas haviam perdido completamente a dignidade humana.

A população de moradores em situação de rua – essa é a denominação atualmente utilizada – só aumentou nos grandes centros urbanos brasileiros desde a promulgação da famosa Lei da Reforma Psiquiátrica,** em abril de 2001, que determinou o fechamento dos antigos hospitais psiquiátricos asilares, ou manicômios, e estabeleceu a política pública em que os doentes mentais seriam tratados em um novo modelo, com cuidados ambulatoriais humanizados, em liberdade. Na teoria, essa mudança de paradigma de atendimento era excelente, mas na prática, na realidade crua dos fatos e

---

* Crack é o extrato seco da reação química entre cloridrato de cocaína ($C_{17}H_{21}NO_4$) e bicarbonato de sódio. O nome deriva do ruído peculiar que se produz quando o cloridrato de cocaína é aquecido. Em geral, é fumado em cachimbos, mas pode também ser quebrado e misturado em cigarros de maconha e tabaco. O crack produz aumento da euforia, autoestima e sensação de prazer. Os efeitos colaterais incluem psicose, paranoia, alterações de humor e dificuldade de concentração/raciocínio. Seu uso ainda pode provocar doenças pulmonares e cardíacas.
** A Lei 10.216/2001, ou Lei da Reforma Psiquiátrica, foi promulgada em abril de 2001, durante o governo do presidente Fernando Henrique Cardoso.

da história natural da doença mental crônica, o que aconteceu foi o surgimento progressivo de verdadeiros manicômios a céu aberto. Protegidos por uma lei que pretendia reformar a psiquiatria – como se isso fosse possível por meio da lei – muitos doentes mentais crônicos passaram a viver nas ruas das cidades como mendigos, ou em presídios, como criminosos; a epidemia de *crack* se alastrou como doença grave e tornou-se uma triste realidade nacional, com o surgimento das "cracolândias", as quais rapidamente se espalharam pelo País. Para complicar mais essa triste realidade, entidades representativas do campo da saúde mental, como o Conselho Federal de Psicologia (CFM) e a Associação Brasileira de Psiquiatria (ABP), enfrentam um antagonismo de posições ideológicas no que se refere às políticas públicas em saúde mental e ao tema da hospitalização psiquiátrica, o que simplesmente torna mais difícil algo que é naturalmente difícil e complexo, como as enfermidades mentais crônicas.

Estima-se que mais de 80% dos leitos psiquiátricos públicos no Brasil foram fechados desde o ano 2000. As pesquisas mais recentes, realizadas em dezembro de 2022 pelo Instituto de Pesquisa Econômica Aplicada (IPEA), estimam em 281.472 o número de moradores em situação de rua no Brasil na atualidade. Esse número teve um acréscimo significativo entre 2019 e 2022, principalmente pelo reflexo da crise econômica e desemprego ocasionados pela pandemia de covid-19. Entre as três principais causas que levam as pessoas a viver na rua estão alcoolismo e uso de drogas (35%), desemprego e crise econômica (35%) e conflitos familiares diversos (30%).

Quando Henrique me contou essa história, ele se encontrava em uma nova temporada de psicoterapia, pois sentia muitas dificuldades em relação às definições afetivas e profissionais de sua vida. Vivia muitas ambivalências e, excessivamente angustiado, se tornou uma presa fácil do seu histórico perfeccionismo, companheiro e fiel escudeiro desde a infância. Com a ansiedade em alta, o seu tratamento preferencial era o uso de álcool e maconha. Bebia progressivamente mais e mais, todos os dias, e usava cocaína uma a duas vezes por semana. O principal agente químico era o álcool. E em doses quase industriais. Era uma questão de tempo, apesar da sua juventude, para que essas substâncias químicas nocivas começassem a causar danos e alterar a sua mente.

Minhas tentativas de reduzir sua ansiedade com medicação não eram bem-sucedidas, pois ele não seguia nenhuma das minhas sugestões psicofarmacológicas. Alegava que os remédios tinham muitos efeitos colaterais: "Eu passo muito mal com os teus remédios, Fernando", costumava dizer. É interessante que ele tolerava bem o álcool e a maconha, substâncias químicas mais potentes que os medicamentos que eu tentava utilizar para diminuir sua ansiedade. A novidade benigna foi justamente o impacto na sua mente do episódio de dormir na praça.

A noite na calçada impactou-o de uma forma que a nossa terapia não impactava nos últimos meses. Não saía da sua cabeça a ausência de lembranças – o apagamento. A sensação de perder o controle exerceu um efeito diferente na sua mente e catalisou uma mudança psíquica em direção a um mundo menos drogado e mais saudável. O seu bom humor, sempre presente na nossa longa terapia, fazia-o repetir, em tom jocoso, que ele havia passado a noite literalmente na sarjeta e o próximo passo seria se tornar como seus "colegas" – um morador de rua. Será que o bom humor era uma defesa contra aquela ansiedade perfeccionista? No sentido figurado, a expressão "dormir na sarjeta" ou "bêbado de sarjeta" significa uma condição de decadência e humilhação, ou um estado de indigência. Exatamente a realidade diária dos moradores de rua.

Nessa ocasião do nosso tratamento, eu fui mais assertivo, afirmando que ele estava rigorosamente se dirigindo para a sarjeta ao não enfrentar suas ambivalências e o excesso de perfeccionismo; estava empreendendo uma fuga clássica ao não assumir o comando do seu destino – já passara dos 35 anos na época –, mas, assim como grande parte da sua geração, desejava viver eternamente em um mundo adolescente de festas e sem compromissos. Em nosso trabalho nos encontrávamos em uma encruzilhada. Caso ele não obtivesse saídas ou nós não encontrássemos alternativas nas reflexões da terapia, ele corria o sério risco de ser dominado por substâncias químicas que, nas doses em que ele vinha usando nos últimos meses, eram nocivas demais para sua sanidade física e mental. Se não mudasse de atitude, sem dúvida ele voltaria muito em breve para a "sarjeta".

Eu não sei ao certo o que se passou na mente de Henrique, porém algo mudou depois desse episódio de passar a noite na praça. Ele chegou a um *turning point*,* como se estudava em psicoterapia antigamente? Ou foi apenas um *insight* poderoso? Ou foi o medo real de se tornar um morador de rua de verdade? Ou a perda do controle era intolerável para ele? Algumas pessoas narcisistas não toleram perder o controle. Seria o caso de Henrique? De modo geral, levantamos muitas hipóteses e acreditamos que os fenômenos mentais são multifatoriais, mas, no caso de Henrique, fiquei com a nítida impressão de que a perda do controle – o apagamento – foi a motivação decisiva para a mudança de conduta que ocorreria na sua vida nos meses e anos seguintes. Foi como acender uma luz na sua mente. Um novo caminho foi iluminado, e o que parecia improvável no seu cotidiano subitamente mudou de rumo.

Henrique passou a acompanhar o tema dos moradores de rua – "os colegas", como ele brincava comigo na terapia. Em suas últimas sessões daquela temporada, ele me assegurou que aquela experiência de passar a noite na "sarjeta" foi bem mais eficiente que muitas das nossas conversas. Para ele, foi "o acontecimento" terapêutico. O assunto dos moradores de rua e o uso de álcool/drogas dominaram muito tempo das nossas últimas conversas, talvez até por minha influência, pois acompanho esse tema desde o início da minha vida profissional, em 1980, quando fui médico psiquiatra de uma unidade masculina no Hospital Psiquiátrico São Pedro, em

---

* A tradução literal de *turning point* é ponto de inflexão ou ponto de virada. Em geral é uma expressão usada para o momento em que uma situação começa a mudar de forma importante.

Porto Alegre, e era responsável por atender pacientes encontrados perdidos e perambulando pelas ruas, o que corresponde a uma parcela significativa dos atuais moradores de rua. Dormir alcoolizado na "sarjeta" foi uma experiência didática que ajudou Henrique a mudar o rumo da sua existência. Felizmente, com o suporte sempre presente da sua família, da terapia, e graças à presença de capacidades reflexivas incomuns, ele não foi mais uma pessoa a aumentar as estatísticas dos moradores de rua. Ele atualmente só bebe cerveja em dias de jogo do Sport Club Internacional, seu time do coração. Desde que nasceu seu primeiro filho, nunca mais usou maconha ou cocaína. Finalmente aceitou as minhas ponderações de que o seu tratamento preferencial, sobretudo o uso de álcool, piorava significativamente o seu quadro de ansiedade. Decidiu que era hora de iniciar uma outra terapia, mais intensiva, de três ou quatro sessões semanais, para investigar com mais profundidade a origem dos seus conflitos e problemas pessoais. Iniciou então um tratamento psicanalítico com uma profissional de idade mais próxima à sua, com sólida formação intelectual e profissional. Foi uma ótima decisão para seu crescimento pessoal. Nossa caminhada havia chegado ao final, mas a jornada dele ainda necessitava de uma longa trilha de autoconhecimento. Finalmente estava mais aberto a utilizar alguma medicação eficiente para seu quadro habitual de ansiedade, o que, de fato, acabou acontecendo durante a pandemia de covid-19, quando todos ficamos mais ansiosos.

Atualmente Henrique mantém contato regular comigo e eventualmente realizamos revisões presenciais. A cada conquista ou novidade que julga importante em sua vida, ele me envia uma mensagem via WhatsApp para me colocar a par dos acontecimentos. Passar a noite na sarjeta foi terapêutico para Henrique.

6

FOTOGRAFIA

*Um dia a tecnologia
há de conseguir fotografar
o que vai na alma da gente,
e em alta resolução.
Já pensou?*

7

ESTOU EM ROMA!

Valéria apresentava havia vários anos crises de ansiedade, que ela própria caracterizava como "ataques" de pânico, as quais a impediam de realizar tarefas básicas, como ir ao supermercado sozinha, dirigir seu automóvel, ir ao cinema com os filhos ou frequentar o curso de história da arte, que tanto apreciava.

A primeira crise de ansiedade aconteceu aos 15 anos, no dia em que foi fazer sua carteira de identidade acompanhada de sua mãe. Lembrava que a sala, com pouca ventilação, lotada de pessoas, e o calor intenso do verão em Santo Ângelo – sim, ela era proveniente da região missioneira do Rio Grande do Sul – provocaram uma tontura incontrolável e ela simplesmente desmaiou. Depois de se recuperar do incidente, ela e a mãe foram embora sem encerrar o processo de emissão da carteira de identidade. Ter uma crise de ansiedade justamente no momento de fazer a primeira carteira de identidade foi um momento emblemático, repleto de simbologia. Ou teria sido apenas o calor que provocara uma hipotensão, um elemento térmico na gênese dos sintomas de ansiedade? Entre as possíveis causas psicológicas, a mais aparente era a morte prematura do seu pai, ocorrida há menos de um ano, em um acidente com o caminhão da transportadora da qual era o gerente e sócio principal. No dia do acidente, chovia muito, e ele tinha encerrado uma comemoração pelo sucesso das metas da transportadora no semestre. Ele costumava beber nessas ocasiões.

Valéria consultou comigo pela primeira vez aos 42 anos, na manhã de uma quarta-feira, dia 11 de abril de 2001. A crise de ansiedade intensa – um ataque de pânico – é geralmente acompanhada por uma sensação de catástrofe iminente. Durante o auge da crise, a pessoa de fato acredita que vai acontecer algo grave, como a morte ou a perda do controle emocional. É claro que algumas pessoas podem ser mais ou menos exageradas nessa percepção de catástrofe. Valéria estava incluída entre as pessoas exageradas. E a sua percepção de catástrofe era tão real que a única saída era se proteger de qualquer possível ameaça. A evitação passou a ser um mecanismo de defesa básico para ela. Quando se sentia em apuros, acionava o comportamento de evitação automático.

Valéria se encontrava sem nenhum tratamento há cerca de cinco anos, depois de ter realizado aproximadamente 10 anos de acompanhamento psicoterápico e psicanalítico. Abordou vários conflitos pessoais durante esse longo período e atribuía ao tratamento a ajuda na decisão de ter tido filhos. A maternidade foi resultado direto desse trabalho. Alternava períodos melhores e piores e aprendeu a manejar um medicamento simples – o diazepam* –, receitado pelo clínico geral, na dose de 5 a 10 mg ao dia. Com a ajuda desse medicamento, que utilizava havia mais de 20 anos, ela conseguiu concluir o curso de Artes Visuais na Universidade Federal do Rio Grande do Sul (UFRGS).

---

* Diazepam é um medicamento ansiolítico que atua no sistema nervoso central modulando a ação do neurotransmissor inibitório *ácido gama-aminobutírico* (em inglês, *gamma-aminobutyric acid*, conhecido pela sigla *GABA*). Foi o primeiro benzodiazepínico a ser sintetizado, em conjunto com o clordiazepóxido, ainda durante a década de 1950. Sua indicação principal é como ansiolítico, relaxante muscular e anticonvulsivante.

Valéria casou-se aos 25 anos e teve dois filhos: uma menina e um menino. É interessante observar que, nas duas gestações, sentia um bem-estar incomum para ela e não percebia absolutamente nenhum sintoma de ansiedade, tampouco usava a medicação ansiolítica. Seria uma proteção hormonal da natureza feminina durante a gestação? Em ambos os períodos pós-parto, apresentou umas poucas semanas de sintomas maiores de ansiedade e moderados sintomas depressivos. Valéria era realizada como mãe, mas as limitações causadas por suas fobias estavam em um período complicado, e as rotinas com os filhos foram atingidas e prejudicadas significativamente. Necessitava de ajuda, e a psicóloga da filha mais velha indicara meu nome.

Em 2001, quando Valéria me procurou, já existia um considerável corpo de evidências científicas para o tratamento farmacológico do transtorno de pânico. No entanto, Valéria tinha um verdadeiro pavor de usar medicamentos; só aceitava o uso do diazepam, que inegavelmente a ajudava. Apesar de o mundo acadêmico na época já ser muito crítico – e continuar sendo – em relação à utilização dos benzodiazepínicos na medicina, sobretudo na psiquiatria, no início dos anos 1990, 30 anos após o seu lançamento, estimava-se que essa classe de medicamentos era responsável por mais de 50% de todas as prescrições de psicotrópicos. A maioria dos usuários eram mulheres acima dos 50 anos – novamente os hormônios em ação? –, e, na maioria das vezes, os benzodiazepínicos eram prescritos pelo clínico geral. Na prática, no cotidiano da medicina, continuam sendo medicamentos muito utilizados. O diazepam acalmava a ansiedade de Valéria. Assim como um *dimmer* reduz a luminosidade do ambiente, o efeito do medicamento reduzia a intensidade dos sintomas de ansiedade, mas não solucionava de modo completo aquela sensação desconfortável que gerava temor e evitação. A evitação quase sempre é consequência dos sintomas de ansiedade; é o famoso medo de ter medo. E assim se origina o círculo vicioso de ansiedade, medo e evitação. Uma das consequências desse processo é a depressão.

Após várias consultas de esclarecimento sobre o tratamento farmacológico para os sintomas de ansiedade, nas quais informei que doses baixas de determinados medicamentos poderiam lhe trazer um alívio completo ou quase completo e que ela poderia ter uma vida normal, sem evitação e fobias, Valéria foi se encorajando para pelo menos fazer uma tentativa. Ainda levantava a possibilidade de apenas fazer psicoterapia. Eu argumentava que ela já havia realizado tratamento psicoterápico, e as crises de pânico e as fobias permaneciam estacionadas, inalteradas do ponto de vista de funcionalidade. Talvez a minha assertividade em afirmar que o transtorno de pânico era uma condição que apresentava excelente resposta aos medicamentos tenha exercido uma influência decisiva para ela aceitar um novo tratamento.

As duas primeiras tentativas, uma com sertralina* e outra com clomipramina,** foram um fracasso completo, pois ela não tolerou os mínimos efeitos colaterais. É difícil encarar as frustrações do fracasso terapêutico, mas não existe opção a não ser seguir tentando e procurando alternativas. A cada tentativa sem sucesso, Valéria me dizia que precisava de tempo para se acostumar com a ideia de um novo medicamento. O trabalho nas consultas – quinzenais ou mensais – se concentrava em vencer resistências.

Após os atentados terroristas de 11 de setembro de 2001, o clima dos noticiários e o número de mortes produziram um efeito inesperado em Valéria. Talvez tenha sido uma conexão íntima com seu pai, um homem simples, residente no interior do Estado, e que estimulava o estudo e a cultura nos filhos. Sintonizado com o mundo das novidades, leitor atento de jornais, seu Eliseu pode ter

---

* Sertralina é um antidepressivo inibidor seletivo da recaptação da serotonina (ISRS). Sua ação principal é aumentar a ação do neurotransmissor serotonina e, em menor intensidade, de dopamina, outro neurotransmissor. É um medicamento amplamente usado na psiquiatria em quadros de ansiedade, depressão e transtorno disfórico pré-menstrual.

** Clomipramina é um antidepressivo tricíclico desenvolvido nos anos 1960. Sua ação principal é pelo bloqueio da recaptação de noradrenalina e serotonina nas sinapses do sistema nervoso central, estimulando a ação desses neurotransmissores. É usada principalmente em quadros de ansiedade, depressão, dor neuropática e insônia.

sido uma motivação secreta de Valéria para aceitar minha sugestão de tentar outro medicamento. A diferença é que agora a medicação seria em gotas – a "santa simplicidade" de uma gotinha –, e poderíamos aumentar a dose gota a gota, sem que ela apresentasse efeitos colaterais. Eu fiquei animado novamente. Em novembro de 2001, Valéria já conseguia utilizar e tolerar três gotas de fluoxetina.[*] Cautelosamente, aumentávamos uma gota por semana, e assim ela ia suportando os poucos efeitos colaterais. O importante era apenas implantar um tratamento minimamente eficaz e ajudar Valéria no enfrentamento de suas fobias. Era, sem dúvida, uma boa alternativa para ela.

Em março de 2002, já com a dose de cinco gotas ao dia, Valéria estava surpresa com seu progresso, pois ia ao supermercado sozinha, ao cinema com os filhos, saía de casa para suas rotinas. Ainda não ia ao Centro da cidade nem viajava sozinha de automóvel, mas era um progresso enorme. Já no final de 2002, viajava de avião acompanhada, veraneava na praia com os filhos e dirigia em estradas; enfim, uma vida nova se descortinava à sua frente, com muito menos limitações. Em pouco tempo, as consultas se tornaram esparsas. Retomou seu trabalho artístico e, em novembro de 2006, me enviou o convite para sua primeira exposição de desenhos. Em abril de 2007, após um longo período sem notícias de Valéria – ela pegava as receitas com seu médico clínico –, escuto o seguinte recado na secretária eletrônica quando chego no consultório:

– Fernando, estou em Roma! Estou em Roma! Não acredito que eu consegui viajar até Roma!

---

[*] A fluoxetina é um antidepressivo inibidor seletivo da recaptação da serotonina (ISRS). Sua ação principal é aumentar a ação do neurotransmissor serotonina nas sinapses do sistema nervoso central. Foi o primeiro ISRS a ingressar no mercado, em meados da década de 1980, com enorme repercussão popular. É uma medicação amplamente usada na psiquiatria em quadros de ansiedade, depressão e transtorno disfórico pré-menstrual.

Foi uma mensagem de alguém que havia conseguido algo extraordinário. Para ela, era realmente impossível até aquela data. Em 2001 era inimaginável. Ela só desejava ir ao supermercado sozinha, não cogitava algo como uma viagem internacional, que necessitava de 11 a 12 horas de permanência dentro de um avião, um lugar fechado e completamente fora do seu controle. A sua identidade, desde a primeira crise, aos 15 anos, fora moldada evitando lugares fechados. E o tratamento fora tão simples! Apenas 5 a 10 gotinhas de fluoxetina e o eterno diazepam, sempre dentro da bolsa para qualquer eventualidade. O tratamento era simples, com baixa dose de medicamentos, como costuma ser para muitos pacientes com quadros de ansiedade.

A década de 1990 e os anos 2000 consolidaram uma completa modificação de paradigma no tratamento dos quadros de ansiedade, e Valéria estava incluída nessa mudança. Existia considerável literatura comprovando que mesmo as psicoterapias, breves ou não, eram eficazes para sintomas leves a moderados de quadros de ansiedade e depressão, em alguns casos com resultados mais duradouros que os da medicação. No entanto, o caso de Valéria não apresentou uma resposta favorável nesse sentido. Apesar de inúmeros avanços na sua psicoterapia anterior, ela não melhorava em relação ao comportamento fóbico decorrente das crises de pânico. Na verdade, ela sentia um verdadeiro pavor dos sintomas de ansiedade. Todas as minhas tentativas de exercícios comportamentais só obtiveram êxito quando o tratamento farmacológico teve tempo suficiente para diminuir substantivamente o desconforto gerado pelos sintomas de ansiedade. Não é um tratamento difícil na maioria dos casos, mas com Valéria era trabalhoso vencer os obstáculos dos efeitos colaterais. Qualquer sinalização de desconforto acionava o modo pavor interior, e a evitação automática se manifestava.

Durante muito tempo me questionei por que Valéria teria escolhido Roma – a cidade eterna – como a viagem internacional que simbolizava a liberdade, após tanto tempo aprisionada no medo de ter uma crise de ansiedade. Alguns anos haviam transcorrido desde o início do tratamento com as gotinhas de fluoxetina. Ela realmente se sentia livre dos seus ataques de pânico e poderia arriscar permanecer longas horas fechada dentro de um avião. Será que Roma significava a origem italiana de sua família paterna? Ou Roma foi somente um presente que dera para si mesma quando concluiu seu curso de história da arte? Roma é uma cidade milenar, que transpira cultura em cada lugar da sua geografia repleta de ruínas, igrejas, praças, fontes, pontes, ruelas, esculturas e obras artísticas sem fim. Estar em Roma era um mergulho na sua identidade familiar e cultural. Isso é psicoterapêutico.

8

É MENINO OU MENINA?

Dona Beatrice completou 90 anos um pouco antes do inicio do verão, sua estação preferida, quando o calor inspirava aquela sensação de alegria e felicidade naturais da sua história de vida. Pessoa de temperamento dócil, amorosa por natureza, era estimada por todos, e sua casa era o ponto de encontro permanente de amigos, familiares e vizinhos. A qualquer hora ela servia para as visitas uma limonada com pouco açúcar, sempre geladinha, acompanhada com bolachinhas amanteigadas que ela mesma aprendera a fazer quando criança com avó materna. Era voz corrente na família que herdara da avó o temperamento, a delicadeza na alma e o bom humor.

Dona Beatrice apresentou declínio cognitivo aos 75 anos. Para um médico neurologista, era o resultado de microangiopatias, para outro, era o início da doença de Alzheimer, e, para um terceiro, era outro tipo de processo demencial. Não havia acordo quanto ao diagnóstico definitivo do seu declínio cognitivo. Por via das dúvidas, a decisão final ficou a cargo do médico clínico, e o tratamento recomendado foi o uso de adesivos de rivastigmina.* Eu era apenas o psiquiatra do caso, encarregado da prescrição de algum antidepressivo nos momentos de tristeza acentuada, tão comuns nos pacientes com demência, que diminuem a memória e a orientação.

Dona Beatrice foi obrigada a interromper o uso dos adesivos de rivastigmina alguns anos depois por apresentar confusão mental intensa e complicada, mesmo na vigência de tranquilizantes maiores. Passou a fazer uso regular de doses baixas de clozapina,** a medicação que melhor controlava o seu estado psicológico e psiquiátrico. E assim foram se passando os anos. Apesar de o declínio cognitivo seguir seu destino inevitável, ela mantinha uma boa qualidade de vida, rodeada do marido, dos filhos, dos netos e, no último ano, dos bisnetos. A casa sempre cheia – contato humano afetivo e efetivo –, a ajuda dos cuidadores, as caminhadas diárias e a fisioterapia mantinham uma dignidade mínima para Dona Beatrice estar conectada com a vida.

Dona Beatrice mudou o comportamento no último inverno, após ter contraído covid-19. Sua memória piorou, e ela deixou de reconhecer familiares próximos. A consciência desse processo ajudava o marido e os filhos a aceitarem melhor a situação. Ingressara naquela fase de alheamento social. Silêncios prolongados, antes raros, se tornaram rotina. Olhos fechados a maior parte do tempo. Pouca comunicação com todos. Respostas monossilábicas. Enfim, uma fase delicadamente difícil para todos que a amavam. Por mais consciência que se tenha da situação, algum grau de sofrimento não se afasta da nossa alma nessa hora. Nesse contexto complexo,

---

* A rivastigmina é um medicamento que age elevando a quantidade do neurotransmissor acetilcolina no sistema nervoso central (SNC). É indicada para o tratamento da perda de memória na demência do tipo Alzheimer leve a moderada e na demência causada pela doença de Parkinson.
** A clozapina foi o primeiro neuroléptico ou antipsicótico atípico. Sua ação principal ocorre pela inibição de diversos receptores de neurotransmissores, especialmente os receptores dopaminérgico tipo 4 e serotoninérgico tipo 2.

o clínico e o psiquiatra, de comum acordo, sugeriram à família o uso do metilfenidato* como medicação capaz de alguma eficácia para aquele quadro de quase apatia completa.

Dona Beatrice foi para sua casa em Tramandaí, no Litoral Norte do Rio Grande do Sul, no final de dezembro, como fazia havia mais de 70 anos, desde os tempos de adolescência. Ainda residia em um amplo chalé construído pelo seu pai e reformado pelos filhos várias vezes ao longo do tempo. O espaço da churrasqueira era o mais concorrido, pois eles faziam verdadeiros campeonatos para ver quem fazia o melhor churrasco. A vizinhança toda participava. E dois *chefs* eram especialmente convocados para a comissão julgadora. O nível era profissional. Em um desses churrascos, quando ela se encontrava sentada em uma sombra do quiosque, o filho Pedro sentou-se ao seu lado para saborear uma cerveja gelada. Ele havia aumentado de peso na pandemia e, sem camisa, sua barriga estava proeminente e com uma dobrinha bem saliente. Nesse momento, para sua surpresa, olhando direto para a barriga dele, Dona Beatrice lhe pergunta:

– É menino ou menina?

Pedro caiu na gargalhada. Muito feliz com a observação debochada, ele pensou: a mãe voltou, está conectada no seu eterno bom humor. Havia saído do alheamento, pelo menos temporariamente. Nem que fosse somente naquele dia.

Fora o metilfenidato em doses mínimas? Ou o verão, a família reunida e a casa construída pelo seu pai os responsáveis pela recuperação da conexão de Dona Beatrice com o bom humor? Esta é uma história simples sobre a importância do afeto.

---

* O metilfenidato é uma medicação psicoestimulante usada principalmente para estimular o foco e a concentração em pacientes com TDAH. Age diretamente, estimulando receptores alfa e beta-adrenérgicos, ou indiretamente, estimulando a liberação de dopamina e noradrenalina nas sinapses do SNC. Eventualmente, é usado para potencializar efeitos antidepressivos e melhorar a cognição em pacientes geriátricos.

9

BEM-ESTAR

*Vida plena
É o espírito pacificado
E a alma serena.*

10

O MEU CÉREBRO É DE 65 ANOS

Dona Catarina era uma senhora de 85 anos com capacidade cognitiva incomum. Era admirada pelas amigas e familiares pelo modo como tomava conta da vida pessoal e profissional, apesar da idade avançada. Gostava de antecipar as medidas necessárias para qualquer acontecimento, desde um simples almoço com os filhos e netos até os compromissos mensais das despesas como dona de casa e empresária. Sim, Dona Catarina ainda administrava sozinha o negócio familiar – uma pequena rede de lojas de sapatos –, com eficiência e resultados mais que satisfatórios.

Nos últimos meses, o problema principal era uma cefaleia diária, acompanhada de ansiedade e insônia terminal. Estava preocupada com o problema da sucessão nas lojas. Sugeri que realizasse uma avaliação com um neurologista, pois até aquele momento do tratamento não havíamos seguido esse protocolo para a idade dela. Ela protestou imediatamente:

– Para que um neurologista? Eu não tenho nenhum sintoma neurológico. Não tenho nada grave na cabeça. Só um pouco de dor de cabeça. Não preciso de outro médico e não quero realizar exames. Pelo menos, não agora. O neurologista, é certo que vai me pedir exame de ressonância. Tenho medo de entrar naquele tubo fechado. Não consigo ficar no tubo.

Assim, ela não aceitou a minha ponderação por vários meses. E eu, discretamente, insistia que seria importante a avaliação do neurologista e a complementação do exame de imagem cerebral para planejarmos os próximos passos do tratamento.

– Fico muito ansiosa no tubo!

Ela me repetiu inúmeras vezes essa frase. A questão da ressonância de crânio foi uma ótima oportunidade de conversarmos sobre seu jeito preocupado. O assunto da sucessão era um tema sensível, pois lembrava do pai, o fundador da rede de lojas de sapatos. Ele tinha o mesmo perfil psicológico, autônomo e decidido, porém também ansioso e preocupado. Ninguém a compreendeu como ele. Morreu de um acidente vascular cerebral. Consultar com um neurologista a conectava com o pai e conversar sobre essas lembranças produziu, inesperadamente, um efeito positivo sobre ela.

Não aceitava com facilidade deixar o comando dos negócios, nem o da medicação. Não aceitava quando eu dizia que pessoas acima de uma certa idade fazem confusão com os medicamentos. Foi necessário muito tempo para convencê-la de que seria importante para o seguimento do nosso trabalho termos uma fotografia do seu cérebro.

– Fotografia do meu cérebro! Eu gostei dessa ideia, me disse um tempo depois do meu comentário.

É difícil acertar as palavras que fazem sentido afetivo ou lógico para pessoas resolutas como Dona Catarina. Fotografia foi uma expressão que abriu uma porta na sua mente dominada por ansiedade e medo. Depois de muita insistência, finalmente ela concordou em consultar um neurologista e realizar a ressonância magnética de crânio. Combinamos que, no dia do exame, eu estaria de prontidão para qualquer intercorrência. O exame foi realizado em uma sexta-feira, às 14h; às 18h ela me telefonou:

– O meu cérebro tem 65 anos de idade! Tem 20 anos menos do que eu. O radiologista veio falar comigo porque ficou impressionado com o meu exame. Disse que era um caso raro! Depois vão me enviar o laudo e eu levo na próxima consulta. Eu não disse para o senhor que eu não tinha nada na cabeça?

Ter um cérebro bom na idade de Dona Catarina é uma verdadeira bênção!

11

SUSPENDE O PEDIDO

Seu Ronaldo se encontrava hospitalizado havia duas semanas, já no final da aventura da vida, concluindo mais uma rodada de tratamento para um quadro complicado de doença. Naquela noite, a filha Janice estaria a seu lado e passaria também a manhã seguinte lhe fazendo companhia.

- Janice, minha filha. Tu és médica e sabes bem como são essas coisas. Está difícil para o pai: a duração da doença, as limitações, as dores, esse infortúnio terminal. Eu tenho um pedido para ti. Tu poderias ajudar o pai e abreviar esse final? O pai não quer te trazer problemas, é claro. Ficaria entre nós, nosso último segredo. Um segredo entre pai e filha.
- Pois é, pai... Está difícil, eu sei, mas parece ainda não estar na hora. Além do mais, o ano de 2001 está batendo à porta, e tu querias tanto chegar ao século XXI! Vamos resistir mais um pouco, que tal? – Janice falou com tran-

quilidade e suavidade no tom de voz, de mãos dadas ao pai, aquecendo a mão e a alma do Seu Ronaldo.

Não houve resposta. Seu Ronaldo fechou os olhos. Ficaram em silêncio, de mãos dadas, até ele adormecer. Ao acordar, no dia seguinte, estava um pouco mais disposto fisicamente, sem dor, pelo efeito dos analgésicos. Ficou mais animado quando soube pelo enfermeiro da vitória de seu time no Gre-Nal da noite anterior. Então perguntou a Janice:

- Minha filha, me diz uma coisa importante aqui: o pai sonhou ou nós tivemos uma conversa íntima ontem à noite? Eu te fiz um pedido de ajuda, certo?
- Tivemos uma conversa, sim, pai. Falamos sobre a aventura da vida, sobre a chegada do ano 2001.
- Suspende o pedido, minha filha!

12

TESE

*Menos terapia,
mais vida.
É a minha teoria.*

13

LÁPIS

Daniel é meu paciente há muitos anos — 24 anos para ser mais preciso –, e é uma pessoa que se beneficiou notavelmente do uso de metilfenidato* para tratamento da desatenção, que prejudicava a execução de coisas simples do cotidiano, como ler o jornal ou realizar as atividades administrativas simples da rotina diária. Era proprietário de uma loja de roupas masculinas, no Centro de Porto Alegre, e procrastinava as tarefas burocráticas da loja. Gostava mesmo de atender os clientes e encontrar aquilo que eles estavam procurando. Delegava para a gerente o máximo possível dos encargos da administração. A sua sorte é que a gerente era pessoa de confiança.

Daniel apresentou muita resistência à medicação. O medo de usar remédios o acompanhava desde criança, ainda mais um medicamento que, constava na bula, era estimulante do sistema ner-

---

* Metilfenidato é uma droga que atua aumentando a transmissão sináptica de noradrenalina e dopamina no sistema nervoso central (SNC). É um fármaco usado no tratamento do transtorno de déficit de atenção/hiperatividade (TDAH) para melhorar a atenção e a concentração. Também é empregado no tratamento da depressão, para potencializar a resposta antidepressiva.

voso central (SNC). Achava que ficaria viciado, dependente, como o melhor amigo na adolescência, que fora hospitalizado diversas vezes pelo uso crônico de anfetaminas para emagrecer e terminou por cometer suicídio. Foram necessárias muitas consultas – e muito tempo – até ele se convencer de que era um caso típico, de livro. Preenchia todos os critérios para o diagnóstico de transtorno de déficit de atenção/hiperatividade (TDAH).* Ao preencher uma escala objetiva de diagnóstico, era como se ele gabaritasse a prova.

Quando criança, Daniel era hiperativo, desatento na escola, inquieto, balançava as pernas constantemente, incapaz de se concentrar em leituras e sempre à procura de atividades ao ar livre. A rua exercia uma atração enorme, e ficar parado, estudando, era um verdadeiro castigo. Sentia-se feliz quando em movimento e, na juventude, chegou a vencer alguns concursos de dança de salão promovidos por uma rádio de sua cidade natal. A música ligava uma chave no seu cérebro, e ele simplesmente dançava no embalo do som, de modo intuitivo e espontâneo. E tinha um ritmo incrível. Era uma pessoa comunicativa, de fácil relacionamento. Além disso, era muito generoso. Ajudava quem precisasse – familiares, amigos e até desconhecidos. O mais interessante é que esse lado generoso era discreto, sem alarde, bem diferente da sua personalidade extrovertida. A personalidade comunicativa o empurrou para o comércio na vida profissional.

Após um longo período sem vê-lo pessoalmente – um dos efeitos colaterais da pandemia de covid-19 foi o brutal afastamento afetivo das pessoas –, pois só deixava as receitas da medicação na portaria do prédio, ele me enviou uma mensagem dizendo que precisava falar comigo com certa urgência:

---

* O TDAH é um transtorno neurobiológico que se manifesta na infância e, em geral, acompanha o indivíduo por toda a vida. Suas características principais são a dificuldade de concentração e atenção, inquietude e hiperatividade. Também é chamado de distúrbio de déficit de atenção (DDA). O TDAH é reconhecido oficialmente pela Organização Mundial da Saúde. Em alguns países, como os Estados Unidos, portadores de TDAH são protegidos pela lei quanto a receberem tratamento diferenciado na escola.

- Dr. Fernando, estou com um lápis!
- Lápis, Daniel?
- Sim, estou com lápis.
- Como assim? Lápis?
- Estou com lápis! Insistiu Daniel pela terceira vez.
- O lápis não seria lapso? Tu estás com lapsos de memória?
- Isso mesmo, lapsos. As palavras não vêm à minha cabeça. Vou até a geladeira pegar uma coisa e, quando abro a porta, já não lembro o que era. Às vezes saio de casa sem as chaves. Fico em dúvida se pego o carro ou vou a pé. Estou inseguro, me sinto meio zonzo, meio aéreo. Achei que estava ficando sem memória, como a minha avó. Fiquei "xarope"!*
- Daniel, tu tiveste covid-19? Estás usando algum remédio novo?
- Dr. Fernando, eu peguei covid há dois meses numa festa de casamento. Me cuidei o tempo todo, mas a essa festa eu não poderia deixar de ir. Filho de um grande amigo. Me recuperei bem, mas ficou essa insegurança e esse lápis.

Ele insistia em falar lápis no lugar de lapso. Era engraçado o jeito dele falar sobre a dificuldade de memória.

- O "lápis" deve ser consequência da covid, Daniel. Vamos realizar uns exames, alguns testes de memória. Tu continuas fazendo palavras cruzadas?
- Claro, isso é a minha terapia matinal. Acordo muito cedo, eu e as galinhas. Aí apanho o jornal e vou direto para as palavras cruzadas. Foi aí que eu notei o lápis. Comecei a errar mais que de costume e logo me cansava, mas agora,

---

* Gíria que ele usava para se descrever quando estava mal com alguma situação. Como o gosto ruim de determinados xaropes antigos.

falando com o senhor, me acalmei. O senhor acha que vai melhorar? Leva muito tempo?

Uma queixa comum entre os pacientes que tiveram covid-19, e que em alguns casos pode durar vários meses, especialmente em pessoas acima dos 60 anos, é descrita como uma espécie de "névoa cerebral".* Entre as manifestações principais estão confusão mental, falta de foco e concentração, problemas de memória e dificuldade em realizar várias tarefas ao mesmo tempo. Era exatamente a descrição do "lápis" de Daniel. De modo simples, criativo e bem-humorado, Daniel descreveu a sua queixa principal. Ele estava com um quadro de sintomas pós-covid-19 encontrado em aproximadamente 30 a 50% dos pacientes acometidos pela doença. Como no caso dele o problema psiquiátrico de base era o TDAH, um dos tratamentos que poderia trazer resultados positivos imediatos seria usar algum medicamento de duração prolongada empregado para esse transtorno. Foi o que de fato aconteceu. Daniel utilizou 30 mg de lisdexanfetamina** ao dia. Ele enviava notícias semanais via WhatsApp para monitorarmos a ação da medicação. Após 30 dias, ao voltar para uma revisão presencial, ele disse:

– Acho que estou quase sem lápis, Dr. Fernando. Voltei a ficar craque nas palavras cruzadas. Esse remédio é bom, mas eu perco o sono e o apetite. E também é caro. Quero voltar para minha velha Ritalina.*** Ela é boa, bonita e barata. E não me deixa sem sono. Já vou dar alta para esse novo remédio.

---

* Do inglês, "brain fog".
** Lisdexanfetamina é uma substância que, quando absorvida pelo trato gastrointestinal, é convertida em dexanfetamina, que, por sua vez, aumenta as ações da dopamina e da noradrenalina em certas regiões do cérebro e pode melhorar a atenção, a concentração, o estado de alerta e a disfunção executiva.
*** Nome comercial do metilfenidato.

- Podemos retornar para a Ritalina, Daniel. Tu já estás bem melhor e mais atento. Talvez seja necessário usar, nas próximas semanas, uma dose a mais do que a anterior, mas a novidade que eu tenho para ti, já sabes, é insistir mais na atividade física.
- Mas eu já caminho 30 minutos por dia de tanto que o senhor me incomodou. E a Maria Helena me incomoda todos os dias com essa história de atividade física. É uma chatice! Ela e o senhor num concurso de chatos é um páreo duro.
- Mas agora surgiu uma novidade boa para melhorar o desempenho cognitivo. Tu vais ficar mais esperto.
- Qual? – Daniel me pergunta, curioso e espantado.
- O agachamento. Uns dois a três minutos, três vezes ao dia, é suficiente. Os pesquisadores descobriram que o agachamento ajuda a melhorar o fluxo sanguíneo cerebral. Segundo alguns cientistas, agachar-se e levantar-se repetidamente foi descrito como uma forma "inteligente" de exercício porque "desafia o cérebro" e, portanto, o beneficia. O melhor de fazer agachamentos é que, quando nos levantamos, estamos indo contra a gravidade; quando descemos, estamos trabalhando a favor da gravidade. Uma das explicações é que o fluxo sanguíneo no cérebro sobe e desce repetidamente conforme fazemos o movimento, e é essa mudança no fluxo que pode estimular o sistema interno dos vasos sanguíneos a fornecer mais sangue ao cérebro.

O "lápis" de Daniel foi mais uma história sobre as inúmeras complicações da covid-19.

14

DUAS, NOS TORNAMOS UMA

Isabella era uma mulher de origem inglesa e brasileira, loira, com aproximadamente 1,70 m de altura e, no momento da consulta, estava com 51 anos. Até os 28 anos nunca havia tido um problema físico ou mental que considerasse preocupante.

Sua vida não fora exatamente convencional. Era filha de uma mulher brasileira, de origem portuguesa e germânica, e de um homem nascido em Portugal, mas cujos pais eram ingleses. Ainda criança, foi morar em Moçambique, onde seu pai era engenheiro de estradas de uma empresa portuguesa e onde nasceu seu irmão, um ano e meio mais novo. O pai morreu aos 42 anos de idade, quando ela contava exatos 5 anos, um dia após o seu aniversário. A experiência da morte a tocou de modo precoce. Devido ao clima pré-revolução em Moçambique, em 1964, a família migrou para Porto Alegre, onde residia a avó materna. Perderam todos os bens na revolução e abandonaram, também, uma parte da história da família. Para a mente de Isabella, uma criança de 5 anos, foram várias mudanças bruscas em curto espaço de tempo, que deixariam algumas cicatrizes profundas em sua mente.

O período da pré-adolescência e adolescência foi um pouco atribulado, tanto financeira como emocionalmente. Uma realidade difícil e bem significativa foi a questão da sua mãe, que precisou encontrar trabalho para sustentar os filhos. Professora de geografia, ela dava aulas nos períodos da manhã e da tarde em uma escola, e, à noite, em outra. Isabella e o irmão, Paul, ficavam muito tempo privados do convívio com a mãe, em companhia da avó, que, pela descrição de Isabela, provavelmente já apresentava algum grau de declínio cognitivo. Em pouco tempo as crianças é que cuidavam da avó, que esquecia as rotinas do dia a dia.

Isabella começou a trabalhar como estagiária aos 17 anos, no serviço de compensação de cheques do Banco do Brasil, onde conheceu seu primeiro namorado, com quem se casaria aos 18 anos. Não foi um relacionamento fácil. Ambos eram muito jovens, impulsivos, com os hormônios dirigindo e determinando essa etapa da vida, e o rompimento do relacionamento aconteceu após menos de dois anos. Isabella teve uma filha, Maria Emília, aos 19 anos. Não se casou grávida, engravidou porque assim desejou e adorou ser mãe. Deixou seu marido por uma série de motivos que até hoje considera pertinentes, mas tem certeza de que o magoou muito com essa decisão. Ele revidou acusando-a de ter abandonado o lar e sequestrado a filha. Por isso, aos 21 anos, Isabella perdeu a guarda da menina, em uma decisão jurídica muito duvidosa.

Sofreu como não pensou que fosse possível, mas, sem alternativa, seguiu em frente, sempre pensando em ter a filha com ela novamente. Dedicou-se muito a esse objetivo. Ingressou na Faculdade de Economia e, ao mesmo tempo, começou a trabalhar em um banco privado. Simultaneamente, fazia "bicos" em algumas corretoras de valores. Por determinação judicial, era autorizada a ver Maria Emília apenas duas vezes por semana. Quando a filha tinha 5 anos e ela, 24, seu advogado conseguiu reverter parcialmente a decisão judicial. Isabella foi autorizada a passar os fins de semana com a filha e a ficar com ela nas férias. Foram tempos difíceis. Realmente, tempos complexos para uma jovem mulher.

No entanto, Isabella era uma pessoa determinada. Apesar das tempestades, tormentas e ventos fortes da vida, não desistia dos seus propósitos.

Sempre foi muito ativa; nadou durante anos, fez musculação e corria regularmente. Aos 29 anos, corria diariamente entre seis e oito quilômetros, quatro vezes por semana, e trabalhava muito. Uma semana antes de completar 30 anos, foi considerada a melhor funcionária do banco na sua área de atuação, a captação de clientes corporativos.

Na semana do seu aniversário, durante uma de suas corridas habituais, Isabella sentiu pela primeira vez o coração acelerar excessivamente. Naquele momento, não sentiu medo ou pânico, somente apreensão. Foi até a casa de uns amigos, esperou passar e seguiu a vida. Algumas semanas depois, após uma corrida, o coração disparou novamente, mas dessa vez achou que ia morrer e/ou perder o controle. Sentiu então uma espécie de desespero e necessidade de ajuda imediata. Como era adepta de tratamentos naturais, Isabella procurou inicialmente acupunturistas, homeopatas, um médico ortomolecular e até um centro espírita, mas nada produziu resultados. Um dia seu coração disparou e demorou um tempo demasiadamente longo para voltar ao ritmo normal. Não conseguia mais trabalhar de modo adequado, tinha receio de falar com as pessoas e evitava ao máximo reuniões em ambientes fechados. Sentia-se enclausurada no ambiente de trabalho.

As crises de ansiedade se sucediam e ela dirigia-se, com frequência, para a emergência do hospital mais próximo – em geral, o Hospital Mãe de Deus. Era uma paciente conhecida da recepcionista, da enfermagem e de alguns médicos de plantão. Geralmente lhe diziam que ela não tinha nada grave e aplicavam uma dose intramuscular de diazepam.* Em uma dessas idas ao hospital, foi

---

* Diazepam é um medicamento do grupo dos benzodiazepínicos, com efeitos ansiolítico, sedativo e relaxante muscular. É amplamente usado na psiquiatria e na medicina desde 1963. Sua ação principal se dá por meio da potencialização do neurotransmissor ácido gama-aminobutírico, mais conhecido como GABA (sigla do inglês *gamma-aminobutyric acid*).

sugerido que ela consultasse um cardiologista para assegurar-se de que não havia algo mais sério.

Nessa ocasião, contatou um psiquiatra escolhido aleatoriamente por ser conveniado com seu plano de saúde. Esse profissional recomendou um tempo em um *spa* – um tratamento antigo e eficiente para se dar um tempo nos problemas da vida –, o que ela não fez. Também prescreveu um medicamento chamado mianserina,* porque essa droga tinha propriedades sedativas e ajudaria a conciliar o sono. Isabella achou muito estranho um psiquiatra recomendar um *spa*. Só confirmou a impressão de que ele poderia ser mais pirado que ela. Na época, devido ao medo intenso presente no seu cotidiano, não conseguia sair de casa, e a solução encontrada foi uma licença temporária no trabalho.

Após algum tempo de licença no banco e um bom alívio sintomático, julgou que uma mudança de ares lhe faria bem. Como gostava da Zona Sul de Porto Alegre, passou a residir no bairro Ipanema, próximo ao rio Guaíba, onde poderia retomar suas corridas e apreciar o pôr do sol. Logo isso se tornaria uma de suas terapias preferidas.

Acabou, por fim, consultando um cardiologista, que fez uma avaliação médica completa e diagnosticou a síndrome de Wolf-Parkinson-White (WPW).** A recomendação foi apenas suspender os exercícios físicos de maior intensidade e observar a frequência dos sintomas. Seria crucial substituir as corridas por caminhadas leves. O médico foi cauteloso, optando por observar a evolução e deixar uma possível intervenção cardíaca para quando um agravamento das arritmias assim exigisse. Além disso, o cardiologista não tinha certeza de que o coração de Isabella disparava exclusivamente

---

* Mianserina é uma droga tetracíclica desenvolvida como antialergênico, mas com ação antidepressiva e efeitos sedativos. Foi muito utilizada nos anos 1990.
** Os pacientes portadores da síndrome de Wolff-Parkinson-White nascem com uma anomalia anatômica no coração, que gera uma via elétrica acessória, o que acaba com o isolamento elétrico e permite a passagem de impulsos elétricos extras entre átrios e ventrículos, gerando taquicardia (coração acelerado).

devido à presença da síndrome, podendo a arritmia ser causada por outros fatores subjacentes, como o transtorno de pânico,* ou até pelos dois quadros em conjunto.

Isabella ingressou em uma fase complicada da vida. Não gostava de usar medicamentos, era sensível aos efeitos colaterais e não observava muitos resultados positivos. A diminuição das corridas e a substituição por caminhadas leves praticamente eliminaram as crises de ansiedade, no entanto restaram algumas sequelas, como o medo intenso de ter novas crises e o temor de uma doença cardíaca mais grave.

Decidiu consultar outro psiquiatra, agora um profissional recomendado por um amigo, que foi seu médico nos 20 anos seguintes. Esse novo psiquiatra confirmou o diagnóstico de transtorno de pânico e substituiu a medicação anterior pela clomipramina,** apoiada pelo bromazepam,*** para os momentos de maior aflição ou ansiedade. A clomipramina provocava efeitos colaterais, como boca seca, constipação intestinal e aumento do apetite, e apagava qualquer vestígio de desejo sexual – libido zero era como ela se referia a si mesma em relação à sexualidade.

Mesmo assim, continuou utilizando esse esquema medicamentoso por quase quatro meses. Interrompeu a medicação por conta própria. Seu médico concordou em tratá-la apenas com psicoterapia semanal, que era o desejo verdadeiro de Isabella, embora ele sempre afirmasse e insistisse que a medicação adequada poderia

---

* O transtorno de pânico se caracteriza por crises de ansiedade repentinas e intensas, acompanhadas de sintomas físicos, como palpitações, aperto no peito, ondas de calor ou frio pelo corpo, arrepios e sintomas gastrointestinais. A presença do medo de morrer, enlouquecer ou perder o controle é necessária para o diagnóstico. As crises podem ocorrer em qualquer lugar, contexto ou momento, durando em média de 15 a 30 minutos.
** Clomipramina é um antidepressivo tricíclico desenvolvido nos anos 1960. Sua ação principal é o bloqueio da recaptação de noradrenalina e serotonina nas sinapses do sistema nervoso central, estimulando a ação desses neurotransmissores. É utilizada, principalmente, em quadros de ansiedade, transtorno de pânico, transtorno obsessivo-compulsivo (TOC), depressão, dor neuropática e insônia.
*** Bromazepam é uma droga do grupo dos benzodiazepínicos, com ação de longa duração, efeitos ansiolítico, hipnótico, sedativo e relaxante neuromusculoesquelético.

lhe trazer benefícios significativos no que se referia ao pânico e, provavelmente, com mais eficácia que a psicoterapia isoladamente. Nos 20 anos seguintes ela não usou nenhum medicamento para o transtorno de pânico, além de, eventualmente, metade ou um comprimido de bromazepam de 3 mg.

A opção por realizar apenas psicoterapia e não utilizar medicamentos específicos para os quadros de ansiedade e pânico tinha uma justificativa bem simples: em uma de suas consultas de emergência, Isabella conheceu um médico que mexeu de verdade com ela. Percebeu nele algo diferente, que a despertou para o amor novamente, e foi correspondida. O relacionamento começou em meio a dificuldades, entre uma crise de pânico e outra, e, com o tempo, se fortaleceu – o casal tinha muitas afinidades além da química sexual. E, assim, Isabella preferiu viver o amor em plenitude e preservar o desejo sexual, em vez de tratar ansiedades, medos e fobias com medicamentos que prejudicavam sua vida amorosa. Foi claramente uma escolha pela vida afetiva, ante os efeitos indesejáveis dos medicamentos para ansiedade.

A "doença", como ela chamava seu problema de ansiedade, aos poucos foi aproximando Isabella da filha Maria Emília, que, em pouco tempo, manifestou vontade de ficar por perto da mãe. Maria Emília então enfrentou o pai, o contrariou e foi residir com Isabella, agora já casada novamente com Hélio, o médico por quem se apaixonara. Era uma sensação de família novamente. E a família, apesar dos inevitáveis problemas, é uma boa rede de proteção e apoio quando existe um mínimo de estabilidade emocional.

Quanto ao trabalho no banco, Isabella iria precisar de muita criatividade para não perder o emprego. Como permanecia dominada pelos medos e pelas fobias, corria o sério risco de não ser capaz de exercer suas atividades profissionais. Sua função no banco exigia a realização de viagens periódicas para o interior do Estado, mas Isabella não conseguia viajar sozinha; entrar em um avião era algo impossível para ela. A solução viria por meio de uma amiga, Ana, sua vizinha em Ipanema. Desempregada, Ana estava atravessando um longo período depressivo e também se encontrava lidando com psiquiatras, psicoterapias, medicamentos, efeitos colaterais, melhoras sintomáticas transitórias e as inevitáveis recaídas. Isabella não pensou muito: propôs à amiga contratá-la como acompanhante e, com isso, uma ajudaria a outra. Ana achou boa ideia.

A parceria entre elas foi um sucesso absoluto, sobretudo como uma espécie de terapia alternativa de apoio mútuo. Ana melhorou progressivamente do quadro depressivo conversando com Isabella, que, sem dúvida, era uma ótima conselheira. Conversava com ela diariamente e lhe confidenciava as agruras que passava, com as manias do marido e as complicadas relações familiares com os sogros e cunhados. Ana falava de modo franco com Isabella sobre temas que nem na sua terapia conseguia expressar tão espontaneamente. Isabella, por sua vez, conseguia enfrentar suas fobias na companhia da amiga e manteve seu emprego no banco com direito a várias promoções nos anos subsequentes.

Um dia, retornando de uma viagem para a Serra, na qual Isabella fora captar como cliente uma indústria do ramo metal-mecânico, Ana se saiu com uma pérola:

- Duas, somos uma! Amiga, eu me sinto mais inteira na tua companhia e tu ficas mais tranquila na minha presença. Consegues viajar e apresentar o banco para esses grandes empresários. É uma verdadeira parceria. E eu acho que é um tipo muito bom de terapia!
- É verdade! Duas, somos uma! Definição perfeita, repetiu Isabella, achando a expressão muito original, divertida e verdadeira.

Era a pura verdade. Em diversas ocasiões elas se sentiam assim. Uma ajudava a outra e, desse modo, venciam os problemas e desafios que a vida apresentava a elas. Uma melhorava da ansiedade e a outra melhorava da depressão. Além de tudo, eram amigas que trocavam confidências. Nesse período, de relativa calmaria no seu quadro de ansiedade, Isabella se organizava em relação ao futuro, pessoal e profissionalmente. Como era uma pessoa atilada, percebia que sua vida útil no banco teria um determinado limite; passou, então, a empregar algumas economias na construção civil, o que lhe possibilitaria uma garantia para o futuro. Ao mesmo tempo, estruturava-se para um redirecionamento em sua carreira.

Isabella teve outra filha aos 37 anos. O parto foi normal, e a bebê, Maria Luiza, também nasceu normal. No entanto, a ansiedade de Isabella recrudesceu nessa ocasião. Já não conseguia permanecer sozinha, nem em casa, nem em lugar algum. Seria o período puerperal o responsável pelo aumento da ansiedade? Seria um quadro depressivo comum nessa etapa da vida das mulheres? Ou seria o transtorno de pânico retornando após uma tempestade hormonal típica daquele momento? Isabella não dirigia mais, não saía sozinha – enfim, a ansiedade estava ativada. Nessa época, ela consultou duas vezes comigo, e eu lhe sugeri que utilizasse algum medicamento específico para ansiedade/pânico, com o objetivo de mitigar um pouco aquele estresse. Havia muitas opções farmacológicas. Ela alegou que não poderia ser medicada, pois estava amamentando e o faria até Maria Luiza completar um ano. Portanto, nada de medicação.

– Nem o bendito bromazepam, Fernando.

Hélio, seu marido, e a filha mais velha, Maria Emília, ajudavam Isabella nos cuidados com Maria Luiza e, com o passar dos meses, ela foi readquirindo segurança para conviver com seus medos e fobias. Já conseguia ficar em casa sozinha e até frequentava, também sozinha, a padaria próxima de casa. O cheiro do pão quentinho lhe trazia um bem-estar que ela associava a alguma lembrança da infância em Moçambique. Porém, não foi possível retornar ao trabalho. Não desejava sobrecarregar economicamente o marido, que, por sua vez, como filho único, ainda ajudava os pais idosos na suplementação do orçamento doméstico. Como havia trabalhado muitos anos no banco, Isabella tinha direito a receber um valor expressivo referente ao Fundo de Garantia do Tempo de Serviço (FGTS). Pensou que com aquele recurso ela poderia se manter, sem depender do marido, durante mais de dois anos; depois desse prazo, voltaria a trabalhar.

Assim, mais tranquila financeiramente e com uma pequena trégua no quadro de ansiedade, Isabella conseguiu cuidar da segunda filha. Nessa época, observou uma diminuição de seus medos. Será que a maternidade a protegeu ou foi a possibilidade de ficar sem compromissos profissionais depois de quase 20 anos trabalhando ininterruptamente? Ou a segurança do relacionamento afetivo com Hélio seria o principal fator de proteção?

À medida que Maria Luiza crescia e se revelava uma criança tranquila e serena, ao contrário de Maria Emília, que era hiperativa e serelepe, Isabella ia retomando os planos de voltar a estudar ou retornar para algum tipo de desafio intelectual. Desafio era algo essencial para ela. Sentia falta de estar em movimento intelectual. Aos poucos, voltou a dirigir e aumentou seu perímetro de ação. Conseguia ir sozinha ao supermercado, que se localizava a poucas quadras de distância. Foi um período de alívio na ansiedade, mesmo sem o uso de medicação, apenas com terapia.

Após completar 40 anos, Isabella decidiu voltar a estudar, fazer concurso público para a Secretaria de Planejamento do Estado e, assim, retomar a vida profissional. Isabella era uma pessoa dedicada e agora tinha tempo livre novamente, porque Maria Luiza passava as tardes na escola. Em pouco tempo se tornou uma candidata com boas chances de aprovação, pois seu cérebro era veloz e tinha boa memória. Estudar e aprender não era nenhum sacrifício, muito menos um problema, para ela. E, claro, o resultado acabou sendo positivo.

Isabella acompanhou o crescimento de Maria Luiza sem maiores sobressaltos até as vésperas do seu aniversário de 5 anos. Exatamente um mês antes, apresentou uma crise de ansiedade dentro de um supermercado, na companhia da filha. As palpitações, o aperto no peito, as ondas de frio e arrepios pelo corpo trouxeram novamente à tona o medo intenso de morrer ou perder a sanidade. A crise descrita por Isabella realmente impressionava pela intensidade, e o médico do serviço de emergência para onde foi conduzida procurou se certificar de que os sintomas não estavam relacionados à síndrome de WPW. O problema cardíaco estaria amplificando as taquicardias desencadeadas pela ansiedade e seria o gatilho para as crises se tornarem tão intensas ou Isabella era apenas uma pessoa exagerada por natureza? O incremento da ansiedade nessa época seria originado de um gatilho psicológico? Seria uma ansiedade baseada em coincidências?

Isabella estava com 42 anos, a idade em que seu pai havia morrido. A filha Maria Luiza estava com 5 anos, sua idade quando o pai morreu. Reviver situações traumáticas frequentemente desencadeia sintomas psicológicos, afirmam os pesquisadores da área de traumas. Conjecturas e mais conjecturas são uma constante no universo psicológico, diferentemente do universo biológico, no qual é possível localizar explicações plausíveis do ponto de vista fisiopatológico.

Nessa ocasião, e nesse contexto, o aumento do uso de bromazepam se revelou eficaz na diminuição dos sintomas, mas incapaz de resolver o problema. Assim, as fobias retornaram ao modo ativadíssimo, com muitas limitações nas rotinas diárias de Isabella. Foram necessários atestados médicos e até mesmo licenças não remuneradas. Ela contratou novamente sua velha amiga para levá-la ao trabalho, onde já havia reduzido a carga horária.

Isabella aceitava e se conformava com a vida repleta de diversas limitações. Entretanto, admitia que essas limitações sobrecarregavam o marido e, possivelmente, a filha menor, pois dedicava a esta uma atenção excessiva. Nessa altura dos acontecimentos, Maria Emília, a filha mais velha, já era uma mulher com mais de 21 anos, revelava um espírito independente e fora estudar em uma universidade no centro do país, em busca de autonomia.

Nessa mesma época, a conduta do seu cardiologista havia se modificado, inclinando-se para a realização de um procedimento com o objetivo de tratar a síndrome de WPH. Ele achava que os métodos terapêuticos haviam se tornado mais seguros e que o tratamento poderia melhorar o quadro de ansiedade, diminuindo a intensidade das taquicardias. Entretanto, Isabella ficava em pânico com a hipótese de se submeter a uma cirurgia. O peito apertava e abafava imediatamente. Evitava pensar na hipótese, por mais garantias que o cardiologista lhe desse de que o procedimento era seguro.

Quando completou 50 anos, Isabella decidiu-se pela realização da cirurgia. Durante muitos meses trabalhou a ideia na sua cabeça, sozinha, uma vez que seu psiquiatra de mais de 20 anos estava fora de atividade por problemas de saúde e, finalmente, aceitou que precisava de ajuda farmacológica mais específica para diminuir o medo extremo da cirurgia. Nesse momento, aconteceu novamente o encontro comigo na qualidade de seu médico. Seu problema e as opções farmacológicas, ela já conhecia perfeitamente. Chegou na consulta pronta. Isabella tinha amigos que haviam vencido problema semelhante ao seu usando escitalopram.[*] Perguntou a minha opinião sobre essa opção.

- Podemos utilizar com tranquilidade - foi a minha resposta.
- Ele é eficiente para o teu caso em doses que variam de 5 a 10 mg ao dia. Para quadros depressivos, a dose pode variar de 10 a 20 mg, eu expliquei. A única questão, porém, é escalonar a medicação lentamente, para não haver a famosa "piora inicial" dos sintomas de ansiedade quando utilizamos as doses preconizadas na bula.

Como ocorre na maioria das vezes com pacientes que apresentam quadros de ansiedade, a resposta farmacológica foi ótima. Ao cabo de três meses, Isabella sentia bem menos apreensão e medo de se submeter à cirurgia para tratar a síndrome de WPW.

---

[*] Escitalopram é um medicamento da classe dos inibidores seletivos da recaptação de serotonina (ISRS). Introduzido no mercado nacional em 2002, é um medicamento amplamente utilizado para o tratamento da depressão, da ansiedade e dos transtornos a ela relacionados.

Alguns meses depois da cirurgia, em uma consulta de revisão, ela já havia interrompido por conta própria a medicação e me deixou de presente um texto com algumas reflexões sobre antes e depois do procedimento cardíaco:

Sempre achei que não conseguiria fazer as coisas, mas sempre consegui, embora, por vezes, com muito sofrimento. Em determinados períodos tinha muitas limitações, não ficava sozinha, nem em casa, nem em lugar algum. Não dirigia, só saía acompanhada, enfim, era uma limitação danada. Ninguém me obrigava a enfrentar nada, apenas me apoiavam. Aos poucos fui adquirindo segurança para viver com meus medos. Consegui criar minha segunda filha sem que ela me considerasse "alguém com problema".

O processo de decisão e o tempo que antecedeu a este procedimento cardíaco foram muito amedrontadores, é difícil de descrever, mas a qualidade de vida que obtive depois de fazê-lo é surpreendente. Fico ansiosa e nada acontece. Meu coração não dá mais bola para minha ansiedade e é incrível a diferença que isso faz. O que posso dizer sobre o transtorno de pânico é que tive uma boa vida até aqui, apesar dele. Não aprendi nada profundo, mas tive oportunidade de conhecer o significado da palavra generosidade. Acho que o mundo é um pouco preconceituoso com quem tem algo mental ou psicológico. Penso que é por que existe a presunção de que quem tem algo não está inteiro ou está diferente, por ter algo.

Além disso, ninguém quer saber dos problemas dos outros, porque para muitos a sua própria realidade já é bastante sofrida e complicada, já é suficientemente pesada de tolerar, o que, de forma alguma, é errado, mas existem exceções. Existe uma classe de pessoas muito generosas.

Esse tipo de pessoa realmente não se importa de ouvir os outros, simplesmente ouve e ajuda, porque não vê o sentimento do outro como um peso ou uma ameaça a sua paz, apenas como um fato. Conheci muita gente assim. Meu marido é assim. Ele não teve medo dos meus medos. Quando eles passavam, e uma hora eles sempre passavam, a gente se divertia. Às vezes ele se irritava, mas acho que sabia que não era comigo, era com algo que eu tinha e não controlava, ele conseguia separar as coisas.

Considero que o transtorno de pânico é só mais um elemento na vida de alguém, não "o" elemento. É muito ruim, mas fazer o quê? Acho que deixar de existir deve ser bem pior. Saber separar quem somos do que temos é o primeiro passo, para nós mesmos e para quem está ao nosso lado; o segundo é consultar um bom médico.

É importante fazer o possível para tentar eliminar tudo que possa atrapalhar a percepção que temos das nossas sensações. Se isso não for possível, acho que é importante investir em conhecer bem o que temos pela frente para poder separar o joio do trigo. Assim a gente sabe o que temer ou não. Comigo foi assim.

Achei oportuno, e sempre atual, o registro das impressões de Isabella, pois reflete uma experiência humana de enfrentamento e superação, de acordo com as suas próprias convicções, referências e perspectivas. Fui acionado por ela outras vezes após esse episódio. Às vezes ela usava medicação específica para o transtorno de pânico, outras vezes, não. A maior parte do tempo utilizava somente o "bendito bromazepam". Quando a ansiedade se elevava além de um certo limite, eu era acionado. Eu me tornei uma espécie de boia salva-vidas que evitava que Isabella se afogasse. E assim a vida segue até hoje.

15

A "LUPA DO POR QUÊ"

Ana Maria decidiu que estava na hora de procurar ajuda da psiquiatria e, possivelmente, iniciar uma psicoterapia. Ela admitia que era necessário um outro olhar para os problemas que a acompanhavam havia algum tempo. Estava com 25 anos e, desde os 15, fazia uso contínuo de antidepressivo, receitado pela ginecologista para os sintomas físicos, cognitivos e psicológicos relacionados às oscilações hormonais que ocorrem durante o ciclo menstrual – a famosa tensão pré-menstrual (TPM). O motivo principal, e que justificava a prescrição médica na época, era a ocorrência, em alguns ciclos, de sintomas intensos e graves o suficiente para caracterizar o transtorno *disfórico-pré-menstrual* (TDPM). Na ocasião, ela consultara um psiquiatra de sua cidade, no interior de Santa Catarina, que confirmou o diagnóstico e a prescrição, mantida ao longo dos anos seguintes.

Os antidepressivos se popularizaram no cenário médico nacional e internacional no final da década de 1980, com a introdução de uma nova classe de medicamentos, os inibidores seletivos da recaptação da serotonina (ISRSs).* Trata-se de medicamentos seguros e de fácil prescrição, mas não isentos de efeitos colaterais, assim como a maioria dos medicamentos.

O antidepressivo, inegavelmente, ajudou Ana Maria a tratar os sintomas relacionados ao seu ciclo menstrual e, em paralelo, os sintomas de ansiedade, tão comuns na adolescência, com as suas peculiares turbulências emocionais. Ela passou a sentir-se mais tranquila e se habituou ao uso de antidepressivo. Era algo natural para ela. De tempos em tempos, interrompia a medicação e, após algumas semanas, tornava-se mais irritada, sem paciência, então conseguia uma receita com algum médico da família e, desse modo, retomava o uso do antidepressivo.

Em algumas semanas de psicoterapia semanal, abordando os temas relacionados à nova fase que se iniciava após a conclusão do curso universitário, ficou evidente o incremento dos sintomas de ansiedade pela própria mudança de fase na vida – em princípio, um fenômeno normal e natural para a maioria das pessoas. Ou seja, sentir um pouco de ansiedade e aflição é algo comum e usual. Porém, para Ana Maria era algo quase assustador, de difícil aceitação, gerando verdadeiro receio de perder o controle emocional.

A minha primeira sugestão foi aumentar a dose do antidepressivo. Depois de alguns meses de uso de uma dose mais elevada, por óbvio, se intensificaram os efeitos colaterais do antidepressivo, sobretudo na vida sexual, que se tornou ausente – quase como uma paisagem longínqua no horizonte.

Ao prosseguir com a investigação dos sintomas de ansiedade, percebi que o alto funcionamento emocional e profissional de Ana Maria e sua intolerância aos sintomas de ansiedade não justificavam o uso contínuo, por tantos anos, de um medicamento

---

* Os inibidores seletivos da recaptação da serotonina impedem o retorno do neurotransmissor para a célula e, assim, atuam aumentando a disponibilidade de serotonina nas sinapses durante mais tempo. São utilizados, principalmente, em quadros de ansiedade, como transtorno de pânico e transtorno obsessivo-compulsivo, depressão, dor neuropática e TDPM.

psiquiátrico. Foi um *insight* de Ana Maria que forneceu uma pista sobre a origem de sua excessiva aflição:

> É que eu tenho a "lupa do por quê". Sempre quero entender e controlar os acontecimentos. Fico o tempo todo me perguntando o motivo de tudo. São muitos "por quê?". Eu vou ficando ansiosa. E quando fico ansiosa, parece que vai acontecer uma catástrofe, que aquele aperto no peito, a taquicardia e o suor das mãos não vão passar nunca mais. Às vezes chegava a ficar tonta. O que ajudava era a respiração que aprendi na ioga. Depois que passa é um alívio. Ufa!

Não é uma síntese elucidativa sobre a origem do seu quadro de ansiedade?

A "lupa do por quê" de Ana Maria ampliava tudo demasiadamente, até questões irrelevantes, e as emoções e manifestações físicas características da ansiedade eram simultaneamente ampliadas. O problema principal era reduzir o grau da lente da "lupa do por quê" e ajudar Ana Maria a permanecer sem medicação por algum tempo.

Isso não me parecia nada fácil, uma vez que, naquela época, a "onda" nos meios clínico e acadêmico da psiquiatria era o uso constante de antidepressivos; amigas e alguns familiares de Ana Maria também os usavam. O uso contínuo de antidepressivos se tornou algo corriqueiro em nossa sociedade. Uma questão cultural? Será que é mesmo necessário? E no caso dela? Será que o próprio tempo já não teria resolvido o problema do TDPM?

O período seguinte do tratamento se caracterizou por uma longa negociação. Alguns meses se passaram até vencermos a resistência esperada. Trabalhar resistências é uma tarefa que faz parte de qualquer atividade, principalmente do trabalho psicoterápico. Meu argumento principal para a retirada da medicação era que Ana Maria enfrentaria, no máximo, algumas sensações físicas desagradáveis, porém passageiras. E, para sua tranquilidade, eu lhe assegurei que, em caso de piora acentuada dos sintomas, era fácil retomar o uso da medicação.

A "lupa do por quê" é uma história simples, que auxilia a explicar o fenômeno da ansiedade e o uso de medicamentos a longo prazo. Essa história já ajudou várias pessoas a lidarem melhor com sua ansiedade quando a questão principal é o aumento da dimensão dos problemas, quando exageramos as sensações desconfortáveis. Ana Maria segue sem necessidade de usar a medicação para controlar a ansiedade há quase quatro anos. O grau da lente da "lupa do por quê" terá diminuído?

16

MEDITAÇÃO

Respirar,
relaxar,
não pensar.

17

PREGUIÇA DE FICAR BRABA

É senso comum que o excesso de futuro causa ansiedade e o excesso de passado causa depressão. Logo, o bom senso sugere que o melhor dos mundos é estacionar as nossas energias e atitudes no presente e aproveitar o momento. Priscila, no entanto, tinha uma conexão extraordinária com o futuro. Antecipava todas as circunstâncias da sua vida, com um aumento tal de preocupação, irritabilidade e ansiedade que frequentemente tinha dores musculares, enxaqueca, insônia, problemas gastrointestinais e outras queixas somáticas. Sem se dar conta, aos poucos, tornou-se uma pessoa irritável e mal-humorada. Como óbvia consequência, restava nessa contabilidade emocional um elevado grau de estresse. Priscila passava vários dias mal-humorada e de mal com a vida, principalmente no período pré-menstrual.

Realizou diversas tentativas de psicoterapia, no entanto não conseguia prosseguir muito tempo em nenhuma delas, por apresentar divergências com os terapeutas em relação a horários, honorários e frequência das sessões. Não compreendia por que eles insistiam com ela para realizar duas ou três sessões semanais. Ela mal conseguia tempo para uma sessão por semana, e os terapeutas a pressionavam para conseguir outro horário.

Priscila também não gostava de ter que pagar quando faltava a uma sessão. Ela não considerava justo esse tipo de contrato de trabalho. Permanecia em terapia alguns meses e, invariavelmente, interrompia o tratamento. No seu íntimo, havia uma frustração, mas continuava resistindo diante da insistência de alguns terapeutas para que ela aumentasse o número de sessões. Era como se eles não tivessem interesse por ela, pela pessoa dela, apenas pelo método de trabalho deles. E foram vários terapeutas! Ou o problema seria a sua própria resistência a enfrentar os medos e fantasmas interiores? Era bem provável, pois ela encontrava sempre um motivo plausível para interromper as terapias, mesmo reconhecendo ter obtido vários resultados positivos. Lembrava com mais carinho e gratidão da última terapeuta, que lhe dissera várias "verdades". Por que não insistia mais um pouco? E as fantasias de fúria assassina? Ela chegava a revelar nas terapias? Não. Não revelava. Era algo muito íntimo.

As tentativas psicofarmacológicas também foram uma sucessão de fracassos. Com uma sensibilidade rara, mesmo para as pessoas mais sensíveis, ela não tolerava o mínimo desconforto provocado pelos efeitos colaterais presentes nas fases iniciais do uso de medicamentos psiquiátricos. Priscila aceitava e tolerava bem apenas medicamentos homeopáticos, mas o problema era a sua irritabilidade; a homeopatia não tinha eficácia nesse sintoma. Ainda tentou, como alternativas terapêuticas, ioga, práticas de meditação e *mindfulness*. Por insistência de uma amiga, realizou uma tentativa com a terapia cognitivo-comportamental. Todas as tentativas apresentaram pouco ou nenhum resultado animador.

O tratamento que equivalia a uma terapia psicológica para Priscila eram as sessões semanais de liberação miofascial, indicada para as constantes dores musculares, consequência direta da prática intensa de esportes – na realidade, o seu grande método para melhorar o humor –, pois ela era dependente dos efeitos químicos proporcionados pela atividade física intensa. Tornou-se adepta do atletismo ainda durante a adolescência, na escola, em sua cidade natal, na fronteira do Rio Grande do Sul com a Argentina. No início da vida adulta, já residindo em Porto Alegre, obteve destaque nas competições universitárias. Tornou-se maratonista e chegou a competir diversas vezes em corridas importantes, como a São Silvestre, em São Paulo. Sua preferência esportiva nos anos seguintes passou a ser o triatlo,* uma modalidade esportiva que surgiu em 1974, na cidade de San Diego, na Califórnia (Estados Unidos). Esse esporte evoluiu de maneira notável nas últimas cinco décadas, e hoje existem duas modalidades: o triatlo olímpico, uma prova com 1,5 km de natação, 40 km de ciclismo e 10 km de corrida; e o triatlo *sprint*, ou *short*, que tem exatamente a metade das distâncias: 750 m de natação, 20 km de ciclismo e 5 km de corrida. Priscila se especializou nessa última modalidade.

O esporte sempre foi a sua principal realização, a melhor parte do dia e, indiscutivelmente, exerce um papel decisivo para a melhoria do humor e a qualidade do sono. No entanto, antes de cada prova importante, ela não dormia, passava a noite no banheiro, suava e sofria só de se imaginar na prova do dia seguinte. A ansiedade de *performance* era intensa. Priscila se acostumou a vencer a maioria das competições, e esse era um dos problemas, pois era ultracompetitiva. Não aceitava facilmente não ser vencedora, e lidava muito mal com as derrotas. E alguém suporta bem a derrota? A derrota é dolorosa. De acordo com os especialistas em psicologia esportiva, esse é um longo e necessário aprendizado no esporte de alta *performance*.

---

* Um clube de atletismo enviou aos seus atletas uma planilha de treinamentos com exercícios de natação e ciclismo para que usassem nas férias. No retorno às atividades, os treinadores fizeram um teste para saber se os atletas haviam feito a "lição de casa", que consistia em nadar 500 m na piscina do clube, pedalar 12 km em um condomínio fechado ao lado do clube e, finalmente, correr 5 km na pista de atletismo. Os atletas gostaram tanto da "brincadeira" que pediram para os treinadores repetirem o programa nas férias seguintes.

Obviamente, as derrotas aconteciam e se repetiam, de acordo com a categoria ou nível das competidoras rivais. Progressivamente, e com frequência, Priscila precisava usar medicamentos hipnóticos, como midazolam[*] ou zolpidem,[**] para conciliar o sono, sobretudo na véspera das competições. No dia seguinte, seus reflexos diminuíam e, obviamente, o desempenho nas competições era prejudicado, criando-se um ciclo negativo. Lembrei de várias histórias de atletas que relataram fazer uso de medicamentos para induzir o sono, pois saíam dos jogos tarde da noite e, "pilhados", não conseguiam adormecer. Uma história significativa, retratada no documentário *Untold: breaking point*, é a do tenista Mardy Fisch, que desenvolveu um quadro de ansiedade generalizada após o uso crônico de zolpidem por longo período.

A nossa breve, ou brevíssima, terapia foi realizada *on-line* durante junho e julho de 2020, alguns meses após o início da pandemia de covid-19. Na primeira sessão, Priscila se queixou:

– Estou vivendo um inferno! Não posso nadar porque os clubes estão fechados. Pedalar ou correr de máscara é insuportável para mim. A máscara me sufoca! Aí corro sem máscara e as pessoas me xingam na rua, como se eu fosse uma leprosa. E ainda tem os meus pais, que são mais velhos e mais vulneráveis fisicamente. Tenho medo de que aconteça algo com eles, tenho medo de perder eles. Tenho uma amiga cujos pais morreram de covid-19 em questão de duas semanas. Nunca pensei tanto em morte. Estou com muito medo.

---

[*] Midazolam é um medicamento da classe dos benzodiazepínicos, apresenta efeito sedativo e indutor do sono, com atuação rápida e intensa. Também é indicado para ansiedade, convulsões e como relaxante muscular.
[**] Zolpidem é um fármaco hipnótico, não benzodiazepínico, agonista seletivo da isoforma alfa-1 de receptores GABA, de rápido início de ação e meia-vida de eliminação curta (aproximadamente 2,5 horas).

Foi um desabafo e tanto para a primeira consulta. Priscila trabalhava como gerente em uma farmácia seis horas por dia, e o esporte, a principal válvula antiestresse, passava por períodos de restrição devido às medidas de distanciamento social impostas pelas autoridades sanitárias da sua cidade. Muitas pessoas simplesmente não aceitavam que ela não usasse máscara na rua, mesmo não sendo uma recomendação oficial das autoridades sanitárias, mas o clima na sociedade, nessa época, era polarizado, e os ânimos estavam acirrados. A solução era colocar a máscara quando cruzava com alguém e depois retirá-la. Deixou de pedalar por um bom tempo. Pelo menos, para atenuar a carga negativa nesse período da pandemia, não estava em conflito com o marido, e ainda tinha o amor incondicional dos seus gatos – ela era apaixonada por gatos e tinha vários.

Um dos tratamentos que surgira no cenário psiquiátrico no início do tratamento de Priscila era o uso do canabidiol (CBD)*, extraído da planta *Cannabis sativa* e aprovado pela Agência Nacional de Vigilância Sanitária (Anvisa)** para fins medicinais desde 2015. Sua comercialização em farmácias brasileiras foi autorizada em novembro de 2019. O uso da canabis já é uma realidade em países como Canadá, Austrália, Nova Zelândia, Chile, Peru, Portugal, Uruguai, Alemanha e outros. Nos Estados Unidos, a maioria dos estados também já aprovou o seu uso medicinal, e o debate atual vem se concentrando na liberação do uso recreativo.

O CBD é um entre os diversos canabinoides encontrados na planta *Cannabis sativa* e também pode ser sintetizado a partir do cânhamo industrial. Embora seja estruturalmente semelhante ao Δ9-tetra-hidrocanabinol (THC), o CBD não causa intoxicação ou euforia e mostrou tolerabilidade considerável em humanos, com baixo potencial de abuso. Esse perfil de segurança favorável foi um

---

* O canabidiol (CBD) é um entre os diversos canabinóides encontrados na planta Cannabis Sativa.
** A regulamentação aprovada cita que os produtos à base de *Cannabis*, antes de serem elevados ao patamar de medicamentos, ainda precisam passar por testes técnico-científicos que assegurem sua eficácia e segurança e verifiquem possíveis danos.

fator importante na progressiva popularização de seu uso terapêutico, mesmo que as decisões recentes das agências regulatórias tenham esclarecido que o CBD não é considerado um medicamento; ele foi aprovado como suplemento alimentar.

O uso terapêutico dos produtos derivados da *Cannabis sativa* é uma questão delicada e complexa na medicina atual e tem provocado uma polarização no debate pela opinião pública, frequentemente dominado por questões ideológicas e econômicas, tanto no Brasil como em outros países. No entanto, todos os novos medicamentos percorrem um longo e difícil caminho de pesquisas acadêmicas até serem liberados pelas agências de regulação, como a Anvisa, no Brasil; a Agência Europeia de Medicamentos (EMA), na União Europeia; e a *Food and Drug Administration* (FDA) nos Estados Unidos. Para tanto, devem ser comprovadas, de modo isento, sua eficácia e segurança e estabelecido seu manejo adequado.

Inicialmente, o uso do CBD era indicado apenas para o tratamento de doenças como alguns tipos específicos de epilepsia, esclerose múltipla, dor neuropática refratária a outros medicamentos e doenças terminais. No entanto, após diversas evidências clínicas, as indicações se ampliaram significativamente, e algumas pesquisas indicam que esse medicamento pode proporcionar benefícios a pacientes com quadros de ansiedade, insônia e irritabilidade resistentes a outras abordagens. Esse amplo espectro de indicações ainda aguarda maior comprovação científica e, no momento que escrevo este texto (dezembro de 2023), um número elevado de investigações criteriosas em andamento provavelmente vai definir com mais exatidão o lugar do CBD na prática da medicina e da psiquiatria.

Expliquei a Priscila o mecanismo de ação do CBD e propus fazermos uma tentativa de usá-lo para melhorar sua irritabilidade, resistente a outros medicamentos. Priscila concordou na hora em realizar a experiência. Ela estava cansada dos sintomas, sofria com a presença daquela irritabilidade. Combinamos que ela usaria óleo de CBD* em gotas e aumentaria a dose, lenta e progressivamente, até termos algum resultado satisfatório, e ela me daria notícias duas vezes por semana. Quatro semanas depois, durante uma consulta *on-line*, Priscila me diz, com o semblante tranquilo e leve:

— Sabe preguiça? Eu estou com preguiça de ficar braba! Aquela irritação desapareceu. Só pode ser das gotinhas! Estou dormindo muito melhor. Só com a melatonina eu não conseguia dormir bem a noite toda. Não dá para comparar, aqueles outros medicamentos de dormir me apagavam demais. E o legal é que não tem efeitos colaterais. No dia seguinte, estou "zerada".

Quase três anos depois dessa experiência satisfatória com Priscila, o debate sobre o uso do CBD na medicina e na psiquiatria segue intenso e sem um desfecho definitivo. Enquanto muitos profissionais e algumas instituições oficiais, como a Associação Brasileira de Psiquiatria e a Associação Americana de Psiquiatria se posicionam contrárias ao seu uso, cresce o número de profissionais das áreas de neurologia e psiquiatria, bem como especialistas no tratamento da dor, indicando a sua utilização. O Estado de São Paulo regulamentou seu uso pelo Sistema Único de Saúde (SUS). Será somente o poder da indústria farmacêutica atuando em um mercado bilionário, como o de tratamento para ansiedade, depressão e dor? Ou será que realmente existe um papel para o uso do CBD com fundamentos científicos?

A resposta a essas questões não é simples e nem fácil. Em uma revisão sistemática e metanálise envolvendo 83 estudos realizados entre 1980 e 2018, a conclusão foi que existem poucas evidências

---

* O produto utilizado, na época, era importado por empresas especializadas.

de que o uso do CBD (sem THC ou com doses variáveis de THC) melhore transtornos e sintomas depressivos, transtornos de ansiedade, transtorno de déficit de atenção/hiperatividade (TDAH), síndrome de Tourette, transtorno de estresse pós-traumático (TEPT) ou psicose. Há evidência, em estudos de qualidade muito baixa, de que o THC farmacêutico (com ou sem CBD) leva a uma pequena melhora nos sintomas de dor em indivíduos com outras condições médicas. Quando se considera o conjunto de ensaios clínicos randomizados, as evidências positivas para o uso do CBD são quase inexistentes ou mínimas. Por sua vez, alguns ensaios clínicos randomizados apontaram resultados positivos em quadros de autismo e *burnout*.

Priscila segue utilizando o CBD há três anos. Em todas as ocasiões em que suspende o uso, ela nota evidente piora na irritabilidade e na qualidade do sono. Simplesmente retorna ao estado crônico de irritação.

"Preguiça de ficar braba" é uma bela síntese do resultado obtido com o óleo de CBD para a irritabilidade de Priscila. Como médico psiquiatra clínico, aguardo os resultados de novas pesquisas sobre a eficácia do uso do CBD no universo psiquiátrico.

18

ELE VAI TE SURPREENDER

Heitor é uma pessoa preocupada, conectada com as incertezas do futuro, com um olhar atento para as possíveis ameaças do destino e em busca de soluções sensatas para os mais variados problemas da vida. O mais velho de quatro irmãos, perdeu o pai aos 8 anos, devido a uma doença hepática. Relatos familiares da época indicam ter sido em consequência de uma hepatite complicada, que evoluiu para um quadro de cirrose grave. Entre o início da doença e a morte se passou menos de um ano.

A mãe de Heitor era professora primária em uma escola de excelente qualidade da rede pública estadual do Rio Grande do Sul – um dos famosos e eficientes grupos escolares, muitos deles fundados ainda durante as décadas de 1940 e 1950, que elevaram a qualidade educacional do Estado e do Brasil. Mais tarde, ele mesmo cursaria durante cinco anos o antigo ensino primário e se qualificaria para o concurso de admissão para o curso ginasial, com a duração de quatro anos.

Após a morte do marido, a mãe de Heitor, Dona Marília, se dedicou à formação escolar dos filhos e insistia com eles, diariamente, que a única maneira de se obter algo verdadeiro e duradouro, com valor essencial para o restante de suas vidas e, simultaneamente, algo que ninguém poderia tirar deles, encontrava-se no estudo e no conhecimento.

– Conhecimento é tudo! – ela repetia, de modo quase exaustivo.

Dona Marília era uma mulher de fibra. Católica, profundamente religiosa, frequentava a missa diariamente, sofrera ao lado do marido e suportou os meses finais de sua agonia sem nunca se ouvir nenhuma queixa por parte dela. Pelo contrário, as suas mensagens continham otimismo, fé e esperança. Chorava escondida no banheiro, à noite, enquanto as crianças dormiam. Heitor me contou essa passagem da sua vida, visivelmente emocionado, em uma de suas consultas de revisão, quando estava com 58 anos – 50 anos após morte de seu pai.

A insistência de Dona Marília com os filhos trouxe resultados positivos, pois todos concluíram os estudos básicos e ingressaram na universidade, uns com mais facilidade que outros, é verdade, mas os quatro filhos atribuíam valor ao estudo e ao conhecimento e permaneceram com os conselhos de Dona Marília martelando em sua mente para o restante de suas vidas. Jerônimo era o mais dedicado ao mundo dos livros e nunca mais parou de estudar. Seguiu carreira acadêmica bem-sucedida, atualmente é professor universitário e já está concluindo o segundo pós-doutorado.

As duas irmãs menores, inspiradas por Dona Marília, se tornaram professoras e lecionam em escolas da rede municipal de Porto Alegre. Por sua vez, Heitor foi atraído cedo para o universo do trabalho e iniciou carreira profissional em uma empresa assim que concluiu o curso secundário. Contrariando, em certa medida, os conselhos da mãe, interrompeu temporariamente o curso de administração no final do segundo ano e preferiu se dedicar de modo integral ao trabalho, em busca de autonomia pessoal e financeira.

A origem dessa preocupação seria a perda precoce do pai? Ele partira sem deixar nada, nem pensão, poupança ou imóvel. Havia uma história na família de que os avós paternos de Heitor teriam direito a uma grande herança em uma área rural, mas esta permaneceu apenas no território dos desejos e lendas familiares. Ou a preocupação com a sobrevivência se devia às reais dificuldades que a família enfrentou nos anos seguintes à morte do pai? Seria apenas a sua própria natureza, sua genética, ou a combinação de todos esses fatores?

Heitor era uma pessoa sensata, sabia economizar em tudo que era possível. Da conta de luz ao supermercado, ele dominava e controlava os gastos familiares em planilhas organizadíssimas, em uma caligrafia caprichada, muito antes da existência das atuais planilhas eletrônicas. Separou-se da primeira esposa, mesmo gostando dela, justamente em função de seus gastos incontroláveis. Segundo Heitor, "ela era uma compradora compulsiva, daquelas pessoas que são atraídas por qualquer vitrine". Já a segunda esposa, Maria Clara, passava trabalho, pois ele estava sempre controlando os gastos familiares.

Heitor aprendeu cedo que existiam maneiras de conseguir coisas que a realidade oferecia, como financiamentos baratos e créditos de longo prazo. O raciocínio rápido e o pragmatismo ante as necessidades da vida se tornaram seus companheiros de jornada. O casal teve somente um filho, apesar do desejo de Heitor de ter uma família numerosa como a sua. Maria Clara estava decidida, e a palavra final foi dela. Heitor era um pai preocupado com o futuro do filho, Luís Carlos, e tinha grandes planos para ele, pois cedo identificou nele as virtudes da inteligência e do raciocínio rápido. No entanto, se preocupava:

– Tão inteligente e, ao mesmo tempo, tão preguiçoso! – era seu comentário recorrente.

Luís Carlos não disfarçava seu jeito de fazer o mínimo esforço possível na vida. Heitor insistia com ele para se esforçar mais, chantageava-o com presentes, alternava entre ser um pai carinhoso e durão, mas nada funcionava por mais de alguns dias. O filho não estava nem aí, seguia despreocupadamente. Estudava o mínimo necessário para passar de ano e, como todo jovem, dormia bastante. Relacionava-se muito bem com os amigos e familiares, sempre bem-humorado, gostava de esportes e sentia orgulho de ser escolhido capitão do time de futebol do bairro e da escola. Jogava bem, mas também no esporte era preguiçoso e não gostava de treinar.

Heitor era um homem bem-sucedido. Havia evoluído para cargos de gerência e diretoria nas empresas em que trabalhara, mas, àquela altura da vida, considerava ter atingido um teto ou limite de atuação, e não vislumbrava perspectivas positivas. Temia exageradamente perder o emprego de uma hora para outra, e sabia com clareza que, na sua idade, novas oportunidades profissionais seriam progressivamente mais escassas. Eram muitos encargos que pesavam, como pensão para a ex-mulher, plano de saúde e escola para o filho. As planilhas de gastos o torturavam, e às vezes ele se via arruinado no futuro, pois julgava que a qualquer momento a realidade se tornaria novamente adversa para ele.

Antes de me procurar, Heitor havia passado por alguns tratamentos, como psicoterapia e psicanálise de divã, até quatro vezes por semana. Ele me contou que as intervenções anteriores o ajudaram a enfrentar determinadas dificuldades, a elaborar a perda precoce do pai e, principalmente, a não sentir tanto o peso das responsabilidades familiares e profissionais, mas, infelizmente, não resolveram o seu temor de um futuro repleto de adversidades. A terapia comigo também incluía a busca de auxílio psicofarmacológico. Provavelmente, algum alívio químico seria necessário; pelo menos valia a pena tentar encontrar um medicamento que neutralizasse, no presente, o desconforto e a ansiedade provocados pela perspectiva de uma ruína ou adversidade que poderia sobrevir no futuro, mas que, na sua mente, já produzia resultados desconfortáveis no presente.

Heitor se caracterizava por ser uma pessoa discreta, educada e amável; sociável, se relacionava com toda a vizinhança e colecionava amigos de todas as idades. Algo o aproximou de um vizinho, Seu Maurizio, marido de Dona Maria. Heitor tinha curiosidade sobre o passado de Seu Maurizio. Diziam que ele tinha aquele jeito sério, fechado e o andar apressado porque era um sobrevivente de guerra, e sua mãe o aconselhava a não puxar esse assunto com ele.

Um dia, falando sobre a ditadura militar no Brasil, Seu Maurizio comentou que os regimes autoritários traziam mais violência para a sociedade e afetavam a vida das pessoas para sempre. Ele fora vítima da violência do fascismo e do nazismo, e nunca mais vira os pais, o irmão mais velho e outros familiares. Contou que devia sua vida a um programa da Igreja Católica, que, durante o nazismo, na Itália, escondeu milhares de crianças judias. No início da guerra, ele estava com 15 anos e, aos 18, fazia parte da Resistência Italiana, como mensageiro.

Foi a única vez em que Seu Maurizio falou sobre o seu passado. Heitor ficou com a impressão de que ele desejava alertá-lo sobre os perigos da situação política. Era bom conversar com Seu Maurizio, um homem simples, inteligente e perspicaz, com um humor sarcástico e uma fina ironia ao falar das agruras da existência e daqueles tempos sombrios da política brasileira. Sua história pessoal era trágica e triste, como todas as histórias dos refugiados de guerra, porém ele transmitia força interior e muita sabedoria. E amava o Brasil.

A história de Seu Maurizio ficou na mente de Heitor como uma tatuagem psicológica, e a curiosidade sobre a Segunda Guerra Mundial o acompanhou durante a vida. Conversava com a mãe sobre o tema e tornou-se um aluno interessado nas aulas de história. Procurava livros e filmes sobre o assunto. Era difícil a compreensão exata de tamanha desumanidade como a ocorrida durante aquele período, com um número tão assombroso de mortes – entre 55 e 60 milhões de pessoas. Ele só encontrava uma explicação plausível no predomínio completo da insanidade sobre a razão, como em uma era de trevas. Heitor não era um pessimista, mas, sim, um realista. Além da sua histórica preocupação com o futuro, o principal motivo para buscar ajuda naquele momento era uma preocupação específica com o Luís Carlos. Contou que o passatempo predileto do filho, além do futebol, era a leitura, mas apenas de livros de piadas. Heitor insistia que, sem estudo e cultura, ele acabaria mal posicionado na vida. Citava a sua própria história, o esforço de Dona Marília para proporcionar estudo aos filhos, mas nada adiantava. O filho sentia-se de bem com a vida, sem maiores compromissos e obrigações. Acreditava que tinha muita vida para viver, tinha os amigos, as namoradas e o futebol. A juventude tem essa característica essencial: sempre há muita vida pela frente – nada de preocupações ou ideias de ruína.

Para Luís Carlos estava tudo certo; para Heitor, restava a preocupação. Sabia que o filho era mentalmente forte e vislumbrava um tempo longo para que ele se conscientizasse da necessidade de enfrentar desafios. Heitor acreditava que o filho amadureceria tardiamente e temia que, no futuro, se tornasse um homem dependente, sem iniciativa e, portanto, frustrado. Esse temos seria pelo futuro do filho ou por seu próprio futuro? Seria ele fruto de seus fantasmas e inseguranças? Seria uma questão de narcisismo e controle sobre a vida do filho? Ou a origem do temor seria o panorama incerto da política brasileira e mundial recente, marcado pela ascensão de governos autoritários, repleto de ameaças à democracia, dominado por desinformação, discursos de ódio e intolerância?

Um dia, em uma visita a Dona Marília, Heitor sugeriu que ela conversasse com o neto:

– Mãe, a senhora poderia dar um conselho para o Luís Carlos. Ele é inteligente, aprende tudo rápido, mas é tão preguiçoso! Não estuda nunca. Avisa ele que desse jeito não se vai para a frente na vida.

Dona Marília já era uma senhora de 86 anos. Mesmo impossibilitada de frequentar a missa – sua terapia diária –, sua fé não esmorecia. Com a aparência frágil de uma velhinha próxima do fim da vida, ainda conservava uma impressionante lucidez. Diante do pedido do filho, abriu um sorriso grande e disse, com seus cabelos bem brancos e a experiência de quem viveu muitos dramas e desafios:

– Heitor, meu filho, não te preocupa tanto! Tu és muito preocupado! Ele é inteligente. Ele tem muito tempo pela frente. Mas eu vou conversar com a Dona Maria, esposa do Seu Maurizio. Ela me contou de um problema parecido com o neto dela, que foi encaminhado para uma terapia. Ela conhece bem o Luís Carlos. Ela conhece bem a alma das pessoas, tem uma sensibilidade incomum. Já perguntei como ela explica essa percepção. Ela diz que olha bem nos olhos das pessoas e em volta da cabeça e percebe uma energia, que ela sabe se é positiva ou negativa. "As pessoas têm luz!" é a frase preferida dela.

Dona Maria estava com 85 anos, era uma pessoa mística, e dessa característica vinha seu carisma; era uma espécie de conselheira da família, dos vizinhos e de seu grupo de amigas. De origem judaica, comemorava as festas tradicionais, como *Pessach* (Páscoa) e *Rosh Hashaná* (Ano Novo), mas não era religiosa. Durante muitos anos participou de um grupo de cabala,[*] gostava do mundo místico e esotérico. Repetia que as pessoas possuíam uma luz própria que as guiava durante a existência, mas gostava mesmo era da história de

---

[*] A cabala é uma doutrina mística de origem judaica que procura compreender a essência do ser humano, de Deus e do Universo. O termo, proveniente do hebraico, significa tradição ou recebimento. Em paralelo aos estudos teóricos, quem se propõe a estudar a cabala também é iniciado em técnicas de relaxamento, de meditação e de auto-observação. A numerologia e o tarô estão intimamente ligados à cabala. Os números, de acordo com a prática cabalística, influenciam diretamente a personalidade e até o destino das pessoas.

Jesus Cristo, ele sim um grande defensor das mulheres. Ela costumava dizer para Dona Marília que as perseguições sofridas pelos judeus ao longo da história eram consequência da disseminação da versão de que foram eles os responsáveis pela morte de Jesus. Isso atualmente seria considerado *fake news*.

Dona Marília e Dona Maria eram amigas íntimas; confiavam uma na outra, apoiavam-se mutuamente, conversavam tranquilamente sobre tudo, sem preconceitos, mesmo com diferentes culturas e visões religiosas, cada uma com suas histórias, problemas e superação de dificuldades.

Algum tempo depois do pedido para que conversasse com Luís Carlos, em uma visita a dona Marília, na companhia do filho, Heitor perguntou:

- Mãe, a senhora falou com a dona Maria?
- Falei, meu filho. Expus as tuas preocupações em relação ao futuro do Luís Carlos.
- E o que ela disse?
- Ela disse que o Luís Carlos é uma pessoa iluminada e a energia dele é muito positiva. Ela disse que ele vai te surpreender! E ela parecia muito segura, ela acredita nessas coisas.
- Mas quando, mãe? Quando ele vai surpreender? Ele já não é criança – retrucou Heitor, contrariado com a resposta de Dona Marília.
- Ah, meu filho, isso a gente nunca sabe! Isso é com ele. A vida se encarrega de encontrar caminhos para as pessoas, e as pessoas constroem seus caminhos. A vida é dele, meu filho. Calma, te tranquiliza. Ele vai te surpreender!

A essa altura da conversa, Luís Carlos já estava às gargalhadas, se divertindo com a sabedoria da resposta da avó e com a chatice do pai. Sim, ele achava Heitor um chato quando este insistia que o filho estudasse sendo que ele mesmo havia concluído a faculdade aos trancos e barrancos – como já mencionado, Heitor preferira desde sempre trabalhar a estudar. Luís Carlos admirava seu pai e crescera ouvindo que os primeiros salários de Heitor foram empregados na reforma do apartamento da mãe.

Dona Marília morreu exatamente um ano depois dessa breve, mas profunda, conversa entre ela, o filho e o neto. Heitor levou aquele conselho mais a sério do que ele mesmo imaginava. Seguiu cobrando o filho, é verdade, mas aliviou muito a pressão sobre ele. Deixou que o destino e o tempo se encarregassem dos acontecimentos. No fundo, confiava na sabedoria da professora Marília e de sua amiga mística, Dona Maria. Com a ausência precoce do pai, a mãe fora sua grande mentora e conselheira. E, afinal de contas, ela estava certa – a vida era de Luís Carlos.

Cinco anos depois, Luís Carlos comunicou aos pais sua decisão de morar em São Paulo, em busca de alternativas mais atraentes de crescimento, apesar de já estar bem empregado. Havia interrompido o curso de administração e iniciado um projeto novo com um amigo – uma empresa de tecnologia na área de ensino a distância.

A mãe, Maria Clara, se emocionou e começou a chorar imediatamente. Heitor não se conteve e perguntou:

– Mas agora, meu filho? No auge da crise?

O Brasil entrara em crise econômica em 2013 e ninguém imaginava como seria o futuro. Largar um emprego com carteira assinada poderia ser uma precipitação.

– Já decidi, disse Luís Carlos. Aqui não tem mais perspectiva na minha área. É triste, mas é a realidade. E eu gosto mais de trabalhar do que de estudar.

Heitor imediatamente lembrou de Dona Marília: "A vida é dele, meu filho". Mesmo assim, sugeriu que Luís Carlos refletisse um pouco mais, mas este foi categórico:

- Não é uma opção, é uma necessidade.
- Ok. Conta com meu apoio – disse Heitor, resignado com a decisão do filho. O centro do País nem é tão longe assim, pensou ele. Em uma horinha estamos lá visitando ele.

Passados mais três anos, visitando a família para as festas de final de ano de 2018, Luís Carlos avisou aos pais:

- Vou passar um tempo na Austrália. Consegui fazer umas economias e posso ficar um ano, um ano e meio por lá. Inicialmente vou estudar inglês e tocar os projetos da empresa de tecnologia de ensino a distância.

Heitor consultou-se comigo diversas vezes ao longo desse ano. Sentia falta do filho por perto; eram muito amigos, apesar das diferenças de personalidade. Luís Carlos era sempre uma pessoa bem-humorada, e Heitor sempre estava preocupado com o futuro. A preocupação aumentou muito com algumas intercorrências normais da vida. E não é que a adversidade realmente se concretizou, com a chegada da pandemia do covid-19 no início de 2020?

- Eu não me surpreendi com essa pandemia – Heitor me disse, em uma consulta *on-line*. – Era previsível uma catástrofe dessas. E sempre vem da China! Agora não posso visitar meu filho e ele está preso lá na Austrália e não pode vir nos visitar também.
- Será que o fato de não te surpreenderes se deve às tuas preocupações com o futuro? Elas até possuem um lado benigno – questionei, observando o lado positivo da preocupação.
- Pode ser, mas eu um tenho um vizinho, o Dr. Arnaldo, que é médico otorrinolaringologista e professor, e sempre está falando em vírus. Ele já estava falando nisso bem no início do verão, assim que surgiram os primeiros relatos

de pessoas com covid-19, quando ninguém dava bola e todo mundo achava que seria mais uma "gripezinha", como falou recentemente o presidente. Até os conselheiros médicos dele acharam que seria algo passageiro.

– Mas essa foi a catástrofe! – digo, reconhecendo o enorme impacto da pandemia em mim mesmo e todas as incertezas e temores que nos dominaram, sobretudo no início, até a chegada das benditas vacinas.

Ante a ameaça da pandemia e as medidas de restrição, Heitor reagia de modo saudável, não era dominado por nenhum temor excessivo, a não ser a preocupação de não sair muito de casa. O *home office* foi ótimo para ele, pois o tempo perdido nos deslocamentos agora era dedicado à leitura e às séries históricas, seus passatempos prediletos. O filho, para sua surpresa, estava mais apreensivo e temeroso em relação à covid-19. Tinha receio de ser contaminado e, mesmo sem verbalizar, preocupava-se com seus pais, por serem mais velhos, pertencerem ao grupo de maior risco e, principalmente, por estar longe deles. Temia que adoecessem. As chamadas de vídeo e os telefonemas se tornaram muito mais frequentes.

Em março e abril de 2021, no auge da pandemia no Brasil e em muitos lugares do mundo, Luís Carlos continuava bem-humorado, mas vivia um pouco mais preocupado. O alarme da sobrevivência fora acionado para ele. Heitor, por sua vez, lembrava de Seu Maurizio e de suas histórias de perdas, o que diminuía seus próprios temores em relação ao coronavírus, o medo de adoecer e de morrer. E ele tinha seu vizinho, médico e professor, Dr. Arnaldo, que o informava das pesquisas mais atualizadas. Este logo lhe avisou que a cloroquina era um tratamento ineficaz, enquanto todos discutiam isso em casa, na imprensa e nas esquinas virtuais, sempre barulhentas, das redes sociais. Os próprios médicos e suas respectivas entidades e conselhos de medicina brigavam e discutiam entre si, sem uma posição definida, em uma cacofonia de informações contraditórias.

E não é que veio a surpresa? Luís Carlos tomou gosto pelo estudo aprendendo inglês. Sentia-se feliz com sua facilidade para aprender o idioma. A pandemia de covid-19 acelerou o uso das plataformas *on-line*, e o ensino a distância se expandiu devido ao distanciamento social, sendo progressivamente implementado em vários centros universitários ao redor do mundo. A empresa de Luís Carlos e seu sócio havia desenvolvido soluções tecnológicas inovadoras para esse tipo de aprendizado. Ele estava na hora certa e no lugar certo. Após passar por um processo de seleção, o projeto de ensino a distância deles foi aceito para a fase de testes em uma faculdade na Austrália, já com a sinalização de que seria implementado.

Heitor novamente lembrou de Dona Marília e de sua amiga mística: "Ele vai te surpreender!".

19

DESVAIRADA POR COMPRAS

Eu gosto de compras.
Eu sou igual ao filme: as vitrines me chamam para dentro das lojas.
Qualquer compra é boa,
o meu cérebro é desvairado.
O meu cérebro é desvairado somente para as compras, no restante ele é bem normal.

20

RÉU AMBULANTE

*Sempre me acusando
de algum deslize,
sempre me sentindo culpado
e procurando um castigo imaginário.
A culpa dominando a mente,
que triste cenário.*

21

CLARIDADE

Insight *é brilho de luz,*
por dentro ilumina
a vida que reluz.

22

GENÉRICO

*O louco bom não fica bom,
louco que fica bom
é o louco genérico.*

23

SOS

Íris procurou ajuda profissional para resolver seu sentimento de culpa por deixar a filha de 6 meses na creche. Diariamente, às 7h30min, levava Helena à escolinha e percorria chorando as oito quadras até o Tribunal Regional do Trabalho, onde, como o pai, era juíza. A distância era percorrida a pé. Pelo menos isso era uma vantagem.

A creche era pertinho da sua residência e também do tribunal, e, à medida que o dia passava, nos momentos em que o desconforto provocado pela sensação de culpa ficava insuportável, ela dava uma "fugidinha", na corrida, para dar uma "espiadinha" na sua princesa. Em geral ficava longe, em um "cantinho", para não ser notada por ela e não criar embaraços às professoras. Vê-la por alguns instantes já melhorava aquela sensação de culpa no rígido tribunal da sua alma. O sentimento de culpa por deixar a filha, tão pequenina, para outras pessoas cuidarem, de estar fazendo algo errado, apertava seu coração. Era uma angústia! Esses pequenos momentos em que espiava a filha aliviavam o seu desespero interior. Essas escapadas se tornaram uma rotina benigna para ela.

Íris fez psicoterapia durante aproximadamente dois anos. No primeiro, a frequência era de duas sessões semanais. No segundo, tínhamos uma sessão semanal, até chegar o momento da alta. Nos primeiros meses, as sessões eram carregadas de culpa. A maior contribuição que a psicoterapia lhe trouxe foi a constatação de que Helena sempre estava feliz no final do dia, quando ela a apanhava na creche. Essa pequena, mas poderosa, evidência foi, talvez, mais psicoterapêutica que inúmeras outras observações relacionadas à história de Íris.

Ela era uma pessoa muito apegada aos pais e sofria só de pensar na morte deles, que nem sequer aparecia no horizonte naquela época da vida. Ela sofreu pela morte dos pais muitos anos antes de acontecer na realidade. Era a sua natureza. Íris era uma pessoa apegada a todos que amava: aos pais, ao marido, à filha, às irmãs e aos sobrinhos. Isso a definia. E é claro que ficou apegada ao tratamento comigo e atribuía a mim e à terapia muito mais eficácia do que na realidade merecíamos. Ela idealizava o nosso trabalho ou era apenas mais uma manifestação do seu jeito apegado, como ser humano sensível e delicado que era? As teorias de John Bowlby* sobre apego, separação e perda sempre me vinham à mente. Seus textos foram uma boa leitura para mim durante o trabalho com Íris.

Íris melhorou daquela sensação esmagadora de culpa e foi um caso de sucesso de realização de uma psicoterapia com um foco bem definido. Ao completar dois anos de tratamento, já se encontrava em processo de alta, pois não havia mais necessidade de terapia. Não se sentia mais culpada, estava feliz, pois Helena se desenvolvia como uma criança esperta, observadora e muito independente. Helena já ingressara no maternal de uma escola

---

* John Bowlby (1907-1990) foi um psiquiatra, professor e psicanalista inglês. Na década de 1950, foi consultor de saúde mental para a Organização Mundial da Saúde (OMS), em decorrência de suas pesquisas com crianças refugiadas de guerra e sem família. Em suas pesquisas, atribuiu grande importância à realidade social, levando em conta o modo como a criança fora educada, estabelecendo relações entre o desenvolvimento psíquico e a biologia. Três noções marcaram suas pesquisas e seu ensino: apego, perda e separação.

grande e se adaptara com a maior facilidade. Íris até ficava um pouco desolada com a autonomia da menina – era como se ela não fosse mais necessária –, mas estava muito contente com a evolução da filha, que, assim como ela, tinha o nome de uma personagem da mitologia grega. Seu pai era um amante da história da Grécia, uma pessoa culta, um magistrado respeitado pela simplicidade e pelo conhecimento jurídico e, sem a menor sombra de dúvida, era um mentor e modelo para Íris. Ela cresceu vendo o pai debruçado sobre processos e mais processos.

Após um ano do término do nosso trabalho, Íris combinou uma consulta apenas para me atualizar das novidades e revisar o uso esporádico de um ansiolítico. No entanto, no dia anterior, deixou um recado na secretária eletrônica avisando que não poderia estar presente a nossa sessão. Não deixou detalhes, e eu fiquei intrigado, pois ela não costumava faltar à terapia e era, invariavelmente, pontual. Certamente, algo havia acontecido. No dia seguinte, ela me telefonou e explicou que o pai fora hospitalizado com urgência devido a um sangramento digestivo. O caso era grave, com risco de morte.

– . SOS,* Fernando! Perdi o meu chão! Estou desnorteada! – Foi a sua breve comunicação ao telefone. Preciso de uma hora extra, não posso esperar até a próxima semana. Por favor, dá um jeito na tua agenda e me consegue um encaixe. Consegues hoje ou amanhã?

– Sim, vou conseguir, mas vamos aguardar os acontecimentos – foi a resposta possível ao telefone (com algum grau de otimismo) para aliviar a tensão do grave momento e enfrentar o sentimento de catástrofe iminente que se

---

* A sigla SOS é um código internacional de socorro. Foi adotada em 1906, na Convenção Internacional de Radiotelegrafia, por se tratar de um conjunto de letras fácil de reproduzir em Código Morse. É associada a frases mnemônicas em inglês, como Save our souls (Salve nossas almas) e Save our ship (Salve nosso navio).

apoderou de Íris. – Vou ver a agenda aqui e te ligo. Talvez, ainda hoje à noite.

Fiquei pensativo sobre a situação de Íris. Um ano antes ela estava tão contente com os próprios progressos e com a independência da filha, e a vida girara em direção a essa onda gigante de estresse, ansiedade e medo. Mas a vida é assim mesmo, de um instante para o outro, em um piscar de olhos, tudo muda de perspectiva de forma impressionante.

Devido à hemorragia digestiva, o Dr. Hermes necessitou de transfusão de sangue – essa maravilha da medicina, que salva inúmeras vidas – e, graças à precisão da intervenção cirúrgica, sobreviveu. Entretanto, o diagnóstico de neoplasia intestinal elevou a ansiedade de Íris às nuvens. E nas nuvens ela estacionou em algum servidor da sua mente, uma vez que o Dr. Hermes tinha história familiar de neoplasia intestinal. O pai e um tio paterno faleceram de neoplasias distintas. Era inevitável para ela pensar que ele morreria em breve e que ela e suas irmãs também correriam risco no futuro.

Naquela época, a oncologia não era como atualmente. Em geral, esse diagnóstico vinha acompanhado de um prognóstico sombrio. O Dr. Hermes sobreviveu por mais tempo do que os médicos imaginavam, mas os períodos seguintes foram complexos e ele perdeu grande parte da autonomia em decorrência dos efeitos colaterais da quimioterapia. O que mais o incomodava era um formigamento permanente em ambos os pés; as parestesias o deixavam inseguro para dirigir e fazer um programa que era costume desde a infância: passear na orla do Guaíba e ir até Belém Novo visitar seus parentes. Aquilo o renovava, e Íris, desde então, se tornou sua motorista. Aos poucos ela percebeu que ele estava próximo do fim.

Uma das grandes contribuições de John Bowlby, apresentada durante as décadas de 1950 e 1960 – e que segue atual –, é a constatação de que as crianças e os adultos apresentam reações semelhantes em face da perda de entes queridos ou de outra natureza e que essas reações podem ser divididas didaticamente em três estágios: protesto, desespero e desapego. Todos nós protestamos, nos desesperamos e precisamos buscar alguma forma de desapego.

O atendimento a Íris me proporcionou muitas aprendizagens, que me permitiram ajudar outras pessoas a enfrentar suas revoltas e seu desespero interiores, presentes em uma variedade infinita de situações de perdas inevitáveis durante a vida. Frequentemente, não conseguimos ajudar as pessoas por dificuldades específicas na sintonia fina da dupla paciente-terapeuta. Os sentimentos são um mundo à parte, mas isso é outro capítulo.

Nos anos seguintes, Íris utilizou o código SOS diversas vezes. Em momentos de possível naufrágio emocional, ela buscava na psicoterapia um colete salva-vidas psicológico, uma boia para cruzar o mar agitado nos períodos de maior ansiedade. Antigamente, o sinal de SOS era registrado na secretária eletrônica. Atualmente, basta uma mensagem de texto ou áudio via WhatsApp: SOS. Por favor me liga.

29

A FINITUDE

Thereza se aproximava dos 80 anos e há muito se encontrava em acompanhamento psiquiátrico para um quadro persistente de ansiedade que melhorava de modo substantivo, mas não se resolvia completamente, como era seu desejo ao procurar a ajuda da psiquiatria. Das consultas semanais, durante as fases iniciais da terapia, e que mais tarde passaram a ser quinzenais ou mensais, restara uma discreta queixa difusa de inquietude interior e uma preocupação constante com o futuro e com as surpresas, por certo negativas, que a vida lhe reservaria. Tratava-se de uma expectativa ansiosa ante o futuro. A expectativa é companhia assídua da alma ansiosa, e o futuro, assim como a natureza, possui uma terrível rebeldia e, na enorme maioria das vezes, não está sob nosso controle, por mais esforços que possamos fazer. Thereza não gostava das coisas fora do seu controle. Simplesmente odiava não se sentir no controle da sua vida. Era uma luta incessante, que provocava, inevitavelmente, algum grau de ansiedade remanescente.

Thereza não era uma pessoa frágil do ponto de vista emocional, apesar de me afirmar que se enxergava assim. Havia ultrapassado muitos dissabores, em uma existência com perdas precoces, como a morte de sua mãe quando ela tinha apenas 1 ano de idade. Seu pai era voltado para o trabalho e dedicado à difícil tarefa de sobrevivência em tempos de escassez e penúria. Mais tarde, teve uma madrasta fria e distante. Casou-se aos 22 anos e seu desejo era ficar grávida ainda durante a lua de mel. Entretanto, demorou quase quatro anos para engravidar do único filho. Quando o menino estava com 8 anos, perdeu a única irmã e o cunhado em um acidente de automóvel na região da Serra gaúcha. Então adotou legalmente os três sobrinhos, de 2, 4 e 6 anos, e as crianças a adotaram como mãe de verdade. Ela era a "tia-mãe" ou "mãe-tia", como a chamavam.

Thereza sentia-se feliz com a vida de dona de casa. O marido, Joaquim, era funcionário do Banco do Brasil, e isso assegurava à família alguma tranquilidade e estabilidade econômica. Quando recebeu os sobrinhos, foi obrigada a deixar o trabalho de professora em uma escola pública. A dedicação aos cuidados com as crianças encobria sua ansiedade, pois sempre tinha uma tarefa para realizar. Passava os dias entretida entre arrumar a casa, preparar o almoço, arrumar as crianças, levá-las para a escola e buscá-las no fim da tarde. Depois organizava o banho, servia o jantar e, finalmente, as colocava para dormir. Era uma rotina que preenchia completamente o dia de Thereza e deixava-a com a sensação de dever cumprido. "O que tem que ser feito, tem que ser bem feito" era a expressão que a guiava em todas as circunstâncias da sua existência.

O tempo passou, a vida seguiu seu rumo, as crianças cresceram e se encaminharam. Cada uma, em determinado momento, seguiu seu próprio destino. Quando todos saíram de casa, a adaptação foi muito difícil para Thereza. Ela estava com 54 anos e ficou só com o marido. Pequenas rusgas entre o casal se tornaram mais comuns, mas nada significativo. O maior problema de Thereza era sua tendência à antecipação. Queria sempre tudo pronto e perfeito, não deixava nada para depois. Não gostava de surpresas; a surpresa é algo não planejado e pode trazer coisas boas ou ruins. A surpresa da perda da mãe, quando tinha 1 ano de idade, devia fazer parte da delicada equação de sua psicopatologia. Assim como a surpresa da perda da irmã. O fato é que os sintomas de ansiedade aumentaram depois dessa idade. Provavelmente existia a presença do fator hormonal no seu caso. E o seu ginecologista era contra a reposição hormonal.

Thereza realizou inúmeros tratamentos e recebeu acompanhamento profissional por muitos anos. Fez psicanálise durante cinco anos; quando o psicanalista se aposentou, a encaminhou para um discípulo e foram mais quatro anos de psicoterapia. Consultou uma psiquiatra, que lhe receitou 50 mg diários de trazodona* para melhorar o sono, mas ela não se adaptou ao medicamento, e lhe foi indicada uma médica mais jovem, que receitou cinco gotas de periciazina** ao dia. Deu-se bem com as gotinhas e nunca mais as abandonou. Essa médica, com a qual Thereza tinha uma grande afinidade, era como se fosse uma filha, mas mudou-se para uma cidade da Região Nordeste. Nessa época, alguém me indicou a Thereza, com a informação de que eu só medicava as pessoas, ou seja, que eu era um psicofarmacologista e não realizava psicoterapia. Thereza já se aproximava dos 70 anos e eu devia estar próximo dos 45 anos. Ela tinha idade para ser minha mãe.

Em nossa primeira consulta, ela me perguntou:

– Me disseram que tu és um psiquiatra que somente trata as pessoas com medicação. É verdade? Eu preciso acertar a minha medicação para ansiedade. O sono está bom, com as minhas gotinhas mágicas.

---

* Trazodona é um fármaco antidepressivo com ação ansiolítica e sedativa. É antagonista do receptor de serotonina 5HT-2A e, de modo menos potente, inibe a recaptação de serotonina nas sinapses. É amplamente utilizado, por apresentar um perfil seguro de efeitos colaterais cardiovasculares e pouca interferência na vida sexual.
** Periciazina é um fármaco que pertence à classe das fenotiazinas, com ação predominante no neurotransmissor dopamina, que atua na regulação de humor, emoções, aprendizagem e atenção. É usada no controle de agressividade, hostilidade e impulsividade. Em doses baixas, foi amplamente utilizada no passado para insônia em crianças e idosos.

- Não, não é verdade que eu só receito medicamentos – respondi. – Se a senhora necessitar de alguma terapia, nós podemos realizar, sem problemas. Claro que é necessário observar como a senhora vai se sentir conversando comigo.
- Ah, melhor assim. É que me disseram que tu não fazias mais terapia, apenas receitavas medicação. O meu problema atual é ansiedade e solidão. Ficamos somente eu e o meu marido em casa, e ele não é de muita conversa comigo. É conversador com as outras pessoas. Parece que ele não me acha uma pessoa interessante. Eu passo o meu tempo jogando paciência no computador. Os olhos já não me permitem ler como antigamente. Tenho que operar as cataratas, mas eu tenho medo da cirurgia. E se der errado? E se eu ficar pior que agora? Não vou conseguir fazer essa cirurgia. Tenho muito medo. E ainda tem a anestesia!
- Qual é o medo da senhora em relação à anestesia?
- Tu podes me chamar de Thereza. Está bom assim? A senhora está no céu. Não quero tratamento cerimonioso entre nós, porque eu não quero mais mudar de psiquiatra toda hora. Tenho medo de tudo. As minhas amigas vivem me dizendo que a anestesia pode ocasionar reações alérgicas.
- A senhora precisa ouvir as orientações do médico oftalmologista. Em geral, as anestesias são simples nessas cirurgias oftalmológicas.
- A senhora chama-se Thereza, por favor. Não quero essa cerimônia aqui! – ela me diz, em um tom divertido, porém com alguma autoridade.
- Certo Thereza, vou me esforçar para lhe chamar pelo nome, mas a força do hábito é grande.

Thereza permaneceu em tratamento comigo por quase 10 anos, antes do episódio que vou relatar a seguir. Durante os primeiros seis meses, realizou psicoterapia semanal e, na maior parte dos anos seguintes, permaneceu fazendo consultas mensais, nas quais trabalhava um ou outro tema da sua vida que lhe trazia algum grau de desconforto; simultaneamente, havia o controle medicamentoso. Utilizava citalopram* para ansiedade e as gotinhas para a insônia. Ao iniciar uma de suas consultas, ela me anuncia:

- Fernando, precisamos falar sobre a finitude! Já estou quase com 80 anos, mais perto do fim que do início da vida. Quero conversar sobre a finitude.
- Sobre a finitude? – pergunto, um pouco curioso, com um ar de estranhamento, mas não surpreso. A antecipação combinava com ela.
- Sim! Preciso me preparar para o fim. Não gosto de surpresas. Não sei o que tem do outro lado. E tu sabes que eu sou religiosa.
- Mas aconteceu alguma coisa diferente? De onde saiu esse assunto de finitude agora? O Seu Joaquim piorou da saúde? – ele apresentava um quadro de insuficiência cardíaca.
- Sim. Ele esteve hospitalizado há duas semanas. O médico até nos alertou que poderia ter um desfecho ruim, mas acabou melhorando. Colocou um marca-passo no coração e está melhor.
- Então deve ser por isso esse assunto de finitude. Ficou com receio que o velho se fosse?
- Não sei, mas quero falar sobre isso.

Nessa consulta acabamos falando muito de sua preocupação com a doença do marido, com as limitações que ele precisava superar e sobre como a perspectiva da morte dele era algo incon-

---

* Citalopram é um antidepressivo, inibidor seletivo da recaptação de serotonina, que atua nas sinapses aumentando a disponibilidade de serotonina. É indicado no tratamento de quadros depressivos, transtornos de ansiedade e transtorno disfórico pré-menstrual.

trolável para ela. No final da consulta, ela me pediu para retornar na semana seguinte, pois, para ela, o assunto era muito importante para deixar para o próximo mês.

Na semana seguinte, pontualmente no seu horário – ela jamais se atrasou para uma consulta –, Thereza senta-se na sua poltrona e comunica:

- Quero falar sobre a minha finitude. Acho que tu estás com dificuldade com esse assunto.

Seis meses antes dessa consulta, a minha mãe havia falecido, aos 89 anos, e Thereza, ao ficar sabendo, pela participação de falecimento no jornal, havia me enviado, gentilmente, um telegrama de condolências. Existia esse hábito naqueles tempos; enviava-se telegrama nessas ocasiões. Atualmente enviamos mensagens de pesar instantâneas via WhatsApp.

Será que existia alguma conexão entre o questionamento de Thereza e a morte da minha mãe ou essa era apenas uma questão minha? Estaria ela vivendo a aflição com a doença do marido ou seria apenas o seu habitual mecanismo antecipatório?

- Nós podemos falar sobre isso, mas é um tema complexo a antecipação da própria morte. Na realidade, o teu marido é que está próximo da morte. A tua saúde está ótima!
- Viu só? Tu não queres falar desse assunto. Eu queria saber o que existe do outro lado.

Em pouco tempo se comprovou que ela estava certa. Eu evitava aquele assunto, direta ou indiretamente, pois achava que era mais um dos seus exercícios de antecipação de problemas e que conversar sobre o tema pioraria seu quadro de ansiedade, sempre instável. No entanto, menos de um ano após esse assunto ter entrado na pauta da terapia, Thereza se submeteu a uma cirurgia de retirada de uma neoplasia de ovário, que, ao que tudo indicava (e foi posteriormente confirmado pela biópsia), teria um bom prognóstico apenas com a quimioterapia. Por uma dessas coincidências da vida, eu me encontrava vendo um paciente no mesmo hospital onde foi realizada a cirurgia de Thereza, algumas horas após o horário do seu procedimento. Dirigi-me à sala de recuperação e a encontrei acordando naquele exato momento. Eu fui a primeira pessoa conhecida que ela viu. Apertou a minha mão com força, sorriu, pediu água e eu chamei a enfermeira, que apenas umedeceu seus lábios. Ainda se encontrava meio aérea quando me disse, calmamente:

– E agora, Fernando, tu achas que já podemos falar sobre a finitude? Já está na hora?

– Thereza, agora está na hora de falarmos um pouco mais sobre isso, mas o importante é que a cirurgia foi um sucesso e as tuas perspectivas de recuperação são muito boas, como o Dr. José, teu oncologista, me disse há poucos dias. Nós vamos ter tempo para talar bastante sobre esse assunto. Agora o foco é te recuperares bem da cirurgia e ires para casa.

Já se passaram mais de oito anos após esse pequeno diálogo na sala de recuperação. Atualmente Thereza está com 87 anos. De fato, sua evolução foi plenamente satisfatória, pois sua neoplasia não era de característica muito agressiva. Segundo seu médico oncologista, ela está curada. É interessante como ela enfrentou aquele período de quimioterapia e recuperação de modo sereno e corajoso, praticamente sem maiores queixas e sintomas e mais concentrada em todas as tarefas necessárias para sua recuperação. Sua ansiedade havia melhorado? Ou ela melhorava quando tinha que enfrentar algo difícil? Ela simplesmente crescia na adversidade. Falamos muitas vezes sobre a finitude, sobre a saída da existência, sobre os personagens da sua vida passada, como a mãe e a irmã, que saíram de modo abrupto da vida.

Não é nada fácil conversar sobre a finitude.

25

O ÓBVIO SE ESCONDE!

Seu Nivaldo compareceu à consulta de revisão no horário combinado, previamente agendado um mês antes. Ele se consultara comigo regularmente nos últimos cinco anos, desde que iniciara o acompanhamento psiquiátrico para controle de um quadro depressivo de intensidade moderada. A natureza recorrente dos sintomas exigia o uso de medicamentos específicos para seu controle. Estava com 75 anos e, até aquele momento, apresentava boas condições de saúde física. Nessa ocasião, já havia melhorado dos sintomas psicológicos. Desempenhava adequadamente atividades diárias, como ir ao mercado e ao banco, ler o jornal, ouvir as notícias no rádio e na televisão e acompanhar o futebol. Não se achava 100%, mas como ele mesmo me dizia: "Na minha idade, essa melhora dá bem pro gasto, pois com idade tudo anda mais devagar".

Naquele dia, porém, ele estava diferente. A fisionomia era tensa, o olhar, um pouco assustado, e apresentava um ar de estranhamento em relação ao ambiente, me sinalizando que algo havia acontecido naqueles momentos que antecederam a consulta. Ele estava atônito.

– Como pode acontecer isso? – ele perguntou.
– Não compreendi bem. O senhor pode me explicar melhor o que aconteceu?
– O óbvio se esconde!

Ele me respondeu de um jeito sensível, poético e inspirador, e permaneceu com a fisionomia tensa. É verdade que ele nunca fora propriamente um exemplo de pessoa extrovertida ou desinibida, mas estava diferente naquela manhã. Esse não era seu comportamento habitual. E era visível.

– A recepcionista é que me salvou. Eu não lembrei o seu nome, não lembrei a sua sala. Aí ela me pediu um documento e pelo computador localizou o meu nome e me disse que eu consultava mensalmente com o senhor. E me acompanhou até aqui. Foi muito gentil comigo. O óbvio se esconde! Como pode acontecer isso?

A perda de memória é exatamente assim – o óbvio se esconde! Às vezes, o óbvio se esconde em pequenos lapsos; outras vezes, em lapsos maiores; e em outras, para sempre. Seu Nivaldo nunca mais compareceu sozinho às consultas de revisão.

26

DOR E MILAGRE

A mialgia está a "fu".
A minha cabeça está boa,
mas o corpo está horrível.
Muito difícil fazer as coisas sozinha:
tomar banho, me vestir, colocar os sapatos.
Preciso de ajuda.
Eu preciso mesmo, verdade,
é de um verdadeiro milagre.

27

DOR MENTAL

O senhor pode me dizer o que quiser,
pode me dizer que eu tenho compulsão;
pode me dizer que eu tenho obsessão;
pode me dizer que eu tenho depressão;
pode dar o nome que quiser,
mas o que eu sinto é uma dor mental.
O meu diagnóstico é dor mental!

28

OVERBOOKING

Overbooking é uma expressão em inglês que significa excesso de reservas. O *overbooking* acontece quando uma companhia aérea vende mais passagens do que o número de assentos do avião. As companhias usam o *overbooking* para garantir que os voos estejam lotados caso alguns passageiros não embarquem. A história a seguir descreve a utilização do *overbooking* na vida diária de um paciente.

A história do tratamento psiquiátrico de Sérgio Antônio começou quando ele apresentou uma crise de taquicardia e forte dor no peito que o levou a uma emergência médica. Tinha certeza de que estava tendo um infarto e que a morte era uma possibilidade, pois os sintomas eram intensos o suficiente para sentir-se ameaçado e muito angustiado. Apresentava também suores pelo corpo, calafrios e um tipo de medo diferente dos medos aos quais estava habituado: era medo de perder o controle sobre si próprio – medo de enlouquecer – e medo de morrer, medo do fim da vida. Após uma bateria de exames de sangue e um eletrocardiograma, o médico da sala de emergência do hospital o tranquilizou e comunicou que ele devia estar bastante estressado para apresentar aquele quadro de sintomas de ansiedade.

Receitou um medicamento ansiolítico e sedativo – clonazepam,* um tranquilizante menor, amplamente utilizado nessas situações – e o mandou para casa com a recomendação expressa de não trabalhar por dois dias. O melhor mesmo seria procurar um psiquiatra, ainda disse o médico da emergência ao encerrar o atendimento.

Psiquiatra é coisa para louco, Sérgio Antônio pensou na hora. Isso é para os outros, seguiu pensando. No entanto, "de médico poeta e louco, todos nós temos um pouco", pensou em seguida. Logo ele, um cirurgião destinado a salvar vidas, ir ao psiquiatra? Por outro lado, se perguntava: será que não estaria mesmo ficando meio doido? Ou seria somente o ritmo acelerado que a vida havia adquirido nos últimos anos? Tinha plena consciência de que trabalhava em um ritmo forte, em alguns dias até 18 horas. Percebia-se estressado e mais cansado, sobretudo ao longo do último ano, mas racionalizava alegando que o problema principal eram os atrasos sistemáticos dos voos, a superlotação dos aeroportos (ele viajava de duas a três vezes por semana), o congestionamento do trânsito e a falta de tempo para a atividade física. Por via das dúvidas – mais pela intensidade dos sintomas –, decidiu procurar ajuda de um profissional especializado em loucura. Marcou hora com um psiquiatra.

Sérgio Antônio era cirurgião desde as brincadeiras da infância. Botou na cabeça que seria médico cirurgião para salvar vidas. E assim aconteceu. Havia presenciado a morte de um tio e a do avô materno por problemas cardíacos. O avô paterno fora um cirurgião famoso e muito reconhecido em uma cidade do interior do Estado de São Paulo. Com uma psicomotricidade fina desenvolvida em aulas de piano e desenho durante a infância e a adolescência, foi só uma ques-

---

* Clonazepam é um ansiolítico que atua no sistema nervoso central, modulando a ação do neurotransmissor inibitório ácido gama-aminobutírico. Conhecido popularmente pelo nome comercial Rivotril, o clonazepam é um medicamento ansiolítico que faz parte do grupo dos benzodiazepínicos. Sua ação tem como efeito principal a diminuição da excitação, da tensão muscular e do estado de alerta, trazendo como consequências relaxamento, sonolência e a sensação de calma. Assim como os outros benzodiazepínicos, tem indicação em quadros de ansiedade generalizada, transtorno de pânico, ansiedade social e acatisia (inquietude motora provocada por alguns medicamentos psiquiátricos).

tão de tempo até ingressar na faculdade de medicina e obter sucesso e reconhecimento profissional na sua área de atuação – cirurgia geral.

No primeiro ano da faculdade, logo se envolveu com o núcleo de anatomia; já no segundo, frequentava as enfermarias de cirurgia. Sentia uma atração forte pelo mundo do protagonismo cirúrgico. No quarto ano, realizou um intercâmbio de seis meses em uma universidade do exterior, e foi nessa época que também vislumbrou com clareza sua grande atração por novidades tecnológicas, que, poucos anos depois, estariam no auge no campo da cirurgia. Em pouco tempo de profissão, passou a ser requisitado para cirurgias no centro do País, e, nos últimos anos, atuava também em alguns centros do exterior, onde ministrava cursos e fazia cirurgias demonstrativas. Era um cirurgião bem-sucedido.

- Eu me sentia como um deus após uma cirurgia com êxito!
- contou-me, falando baixinho, em tom confessional, nas suas primeiras sessões de avaliação.

Sérgio Antônio acreditava que seu maior problema psicológico era o excesso de autoestima. Mas não transmitia nada de arrogância quando mencionava suas conquistas, que realmente não eram poucas. Era uma pessoa simples, espontânea e afetuosa. Era estimado pelos pacientes e seus familiares e tinha um círculo grande de amigos e amigas.

- Meu problema é que eu penso muito em mim mesmo. É demais! Nas aulas de psiquiatria da faculdade, fiquei com uma impressão nítida de que eu era narcisista. Se eu fosse o meu médico, se eu estivesse no teu lugar, esse seria o diagnóstico principal.

Essa comunicação, no início de uma psicoterapia, seria uma advertência para eu permanecer nessa pista? O problema principal seria mesmo o narcisismo? Sérgio Antônio julgava-se capaz de feitos extraordinários ou teria somente o desejo de protagonismo? Grande protagonista, de verdade, fora o avô paterno, que faleceu quando ele tinha apenas 7 anos. Tinha uma vaga lembrança desse episódio, dos pais viajando devido a um acontecimento triste, e ele e os dois irmãos menores permanecendo na residência dos tios maternos. Como tinha o mesmo nome do avô, seria natural ter o mesmo destino? Afinal, ser protagonista não é algo ruim. O protagonismo é valorizado por todos e pela sociedade em geral. O avô foi um grande protagonista na sua área e desenvolveu algumas técnicas cirúrgicas inovadoras, que levam seu nome até hoje.

– Ele deixou uma marca. É uma honra e um orgulho ter o mesmo nome do meu avô, mas também é um peso enorme. Por mais sucesso que eu tenha, nunca vou chegar perto dele. Ele foi realmente um gigante.

Independentemente de apresentar ou não traços narcisistas na sua personalidade, o que motivara Sérgio Antônio a buscar ajuda foram sintomas clássicos de ansiedade, com intensidade suficiente para configurar o quadro de transtorno de pânico. Não havia dúvidas, o médico da sala de emergência havia sido certeiro no diagnóstico. Claro que seriam necessárias novas investigações clínicas e neurológicas para afastar completamente a possibilidade de existirem outras patologias que explicassem aqueles sintomas.

Ainda permaneciam sintomas desconfortáveis, como tensão muscular e uma sensação de "cabeça vazia". Apesar de ser médico com sólida formação acadêmica, Sérgio Antônio estava com dificuldade em reconhecer o seu diagnóstico. Aceitou bem a recomendação de psicoterapia para estudar melhor as origens da ansiedade e o provável "narcisismo". Para completar a lista de sintomas de ansiedade, existia, ainda, uma preocupação exagerada com a saúde física e uma ideia obsessiva de ruína financeira no futuro. Por fim, nos últimos dois anos, uma insônia persistente impedia seu descanso noturno adequado.

Enquanto os sintomas de ansiedade estiveram presentes, Sérgio Antônio foi um paciente assíduo na psicoterapia, e raramente desmarcava alguma consulta. Seu quadro era de bom prognóstico. Eventualmente utilizava um tranquilizante. Comprovamos um grande alívio nos sintomas agudos somente com a diminuição acentuada do café preto e da Coca-Cola, estimulantes do sistema nervoso central à base de cafeína, que ele utilizava em altas dosagens para se manter atento e desperto. Optamos, pelo menos temporariamente, por não utilizar nenhuma medicação de uso contínuo que bloqueasse completamente os sintomas de ansiedade.

A ideia principal era evitar qualquer possibilidade de haver efeitos colaterais, tais como tremores, que poderiam ser prejudiciais ou ter repercussões na preciosa psicomotricidade fina exigida durante as cirurgias.

Em ocasiões como essa, é sempre útil termos em mente o princípio de Hipócrates, consagrado no mundo médico: "*Primum non nocere*" ou "*Primum nil nocere*",[*] pois é muito difícil um medicamento psiquiátrico não apresentar efeitos colaterais. Após algumas semanas, os sintomas foram desaparecendo gradativamente, e Sérgio Antônio já não apresentava crises intensas de ansiedade. Sua evolução era ótima, restara apenas a sensação de "cabeça vazia", sintoma desagradável e resistente, com o qual ele aprendera a lidar de maneira simples e eficiente: colocava mais e mais compromissos na sua agenda sempre lotada. Assim, vivia permanentemente ocupado, entre diversas atividades cirúrgicas, o trabalho em hospitais e o consultório privado. Além disso, era necessário reservar algum tempo para preparar aulas e demonstrações práticas – ele possuía um talento adicional para atividades demonstrativas.

Nos últimos anos, começara a trabalhar em uma cidade do interior de São Paulo, a mesma do avô, uma vez por semana, e

---

[*] É um princípio de Hipócrates que significa "primeiro, não prejudicar". Geralmente é utilizado por profissionais de saúde em referência à necessidade de evitar riscos e danos desnecessários aos pacientes ao realizar exames, diagnosticar, medicar ou durante cirurgias.

passava o dia em cirurgias. Foi em razão das viagens semanais, simultâneas aos seus compromissos previamente agendados, que ele denominou de *overbooking* a sua prática de acumular atividades diferentes nos mesmos horários. Assim, vivia com a sensação de dívida, correndo de um lugar para outro.

Aos poucos ficou evidente que os compromissos profissionais em São Paulo, que haviam se intensificado nos últimos anos, foram os maiores responsáveis pela sobrecarga física e emocional de Sérgio Antônio. Ele estava com 56 anos, mas julgava-se com 26. Sua secretária tinha muito trabalho e também já apresentava sinais de estresse emocional, uma vez que todas as queixas de *overbooking*, inclusive dos próprios familiares, eram feitas para ela. Alguém sempre estava esperando por ele, e o canal mais eficiente era reclamar para sua secretária. Não era original nesse sentido.

Tentei lhe mostrar, durante as sessões, que, além do *overbooking* na sua vida em geral, ele já iniciara o mesmo processo no nosso tratamento; o comportamento das pessoas se expressa na relação psicoterapêutica como um fenômeno transferencial simples e bem conhecido. Sua primeira reação foi de reconhecimento e aceitação, mas imediatamente reagiu e destacou a confiança na sua capacidade:

> – Eu me sinto com energia suficiente para dar conta da minha agenda lotada! O que eu não esperava era ter de lidar com essas crises de ansiedade e o medo enorme que elas originam. Aquele medo é horrível! A agenda lotada me põe em movimento, e isso é bom, me sinto bem, fico empolgado, me sinto feliz da vida! Sem atividades permanentes me sentia perdido e, pior ainda, ansioso, inquieto, sem paradeiro interior.

Era difícil para ele aceitar que a ansiedade podia ser interpretada como uma sinalização dos excessos, o que fora percebido facilmente pelo médico da emergência. A negação é um poderoso mecanismo de defesa usado, por todos nós, nos mais variados graus e nas mais diversas situações. Encarar nossas próprias negações é um processo que pode ser longo e doloroso. Livres dos sintomas desconfortáveis, a tendência é seguirmos em frente com o padrão emocional inato que trazemos impresso no nosso DNA* e que é modelado pelo ambiente familiar e social nos primeiros anos de vida. No caso de Sérgio Antônio, o padrão era estar sempre em movimento, estar em atividade cirúrgica, resolvendo um caso difícil, e também aprendendo as novidades do mundo da tecnologia e utilizando as redes sociais, atividades que exerciam fascínio sobre ele e às quais dedicava muito tempo. Enfim, ele gostava de ação; quanto mais ação, melhor.

Em aproximadamente um ano, Sérgio Antônio se recuperou completamente dos sintomas de ansiedade, inclusive da sensação de "cabeça vazia", e retomou todas as atividades da sua vida sem nenhuma restrição. A rotina de viagens – e, naturalmente, o *overbooking* – se expandiu quando ele foi convidado a realizar uma série de demonstrações cirúrgicas em algumas universidades do Brasil e do exterior. Nessa época, muito raramente, sentia algo que o lembrava da crise forte que motivou a procura de ajuda. O tratamento psicoterápico semanal se tornou quinzenal ou mensal, pois também já fora atingido pelo *overbooking*.

Na realidade, do ponto de vista da crise de ansiedade, Sérgio Antônio se encontrava em condições de alta da terapia, mas não aceitava a sugestão de encerrar o tratamento. Desejava melhorar do narcisismo e das ideias de ruína no futuro. Mesmo sem amparo na realidade, ele temia o futuro, temia as doenças e as mortes repentinas. Assim, permaneceu em terapia por mais dois anos.

Uma fantasia usual dos pacientes é que permanecer em tratamento psicoterápico previne qualquer tipo de recaída – uma espécie

---

* DNA é a sigla em inglês para *deoxyribonucleic acid*, ácido desoxirribonucleico (ADN) em português. Trata-se de um composto orgânico cujas moléculas contêm as instruções genéticas que coordenam o desenvolvimento e o funcionamento de todos os seres vivos e de alguns vírus, e que transmitem as características hereditárias.

de prevenção imaginária. Será por isso que muitos tratamentos psicológicos têm uma longevidade tão grande? A vantagem e a essência do mundo cirúrgico é exatamente o resultado imediato. Se conseguíssemos uma cirurgia para a mente – sem sequelas, é claro –, não seria algo realmente maravilhoso?

Apesar do hábito de sobrepor atividades no mesmo horário, chamava atenção como Sérgio Antônio sempre encontrava um jeito de enviar uma mensagem, em geral via WhatsApp, me comunicando o *status* do *overbooking*. Por exemplo:

- Estava vindo para nossa sessão, mas me chamaram para auxiliar em um caso muito difícil.
- O trânsito está todo engarrafado. Vou chegar 20 minutos atrasado.
- Hoje vai ser *overbooking*, desculpa avisar em cima da hora.
- O avião não decolou. *Overbooking* aéreo, não vou chegar a tempo.
- O anestesista se atrasou, a cirurgia nem iniciou; não é culpa minha!

A terapia havia chegado ao estágio final, já não era mais essencial, e ele havia ingressado completamente na rotina de compromissos, atingida pelo seu *overbooking* habitual. Nessa etapa do nosso trabalho, um sinal positivo e emblemático foi ele ser surpreendido por "um surto de coragem" para realizar todos os exames médicos de sangue e de imagem, que já deveriam ter sido feitos havia mais de três anos, mas que o medo e a ansiedade adiavam sistematicamente.

Durante o tratamento, Sérgio Antônio reconheceu as principais variáveis associadas à intensificação do seu quadro de ansiedade. Após várias sessões discutindo o tema, estabelecemos o objetivo comportamental de diminuir o *overbooking* na sua vida entre 5 e 10% nos próximos anos. Não era uma meta ambiciosa, mas seria relevante para a diminuição dos sintomas de ansiedade e muito bem-vinda para todos que conviviam com ele. Era razoável. Isso o animou a aceitar minha sugestão ou ele a aceitou só para agradar o psiquiatra e terapeuta? Combinamos que caso, no futuro, houvesse necessidade ou a ansiedade retornasse, ele entraria em contato comigo e marcaria uma consulta. Encerramos, assim, esse período de tratamento psiquiátrico e psicoterápico.

No final de junho de 2020, já em plena pandemia de covid-19, Sérgio Antônio entrou em contato novamente. Estava aflito com as consequências de uma decisão profissional importante para ele e para toda família. Havia recebido um convite irrecusável para trabalhar na cidade do interior de São Paulo onde já trabalhava uma vez por semana havia alguns anos. Já tinha realizado a sua transferência no início do ano de 2019, ou seja, estava havia praticamente um ano e meio residindo em outra cidade, com uma série de variáveis ambientais e culturais em questão.

O processo de adaptação pessoal e familiar ocorreu de modo tranquilo até março de 2020, quando fomos todos surpreendidos pela realidade desconhecida de uma pandemia e suas repercussões sanitárias, econômicas, sociais e emocionais. O confinamento inicial gerou conflitos familiares inevitáveis, principalmente com sua esposa, que era quem estava com mais dificuldades em relação à mudança geográfica. Os filhos se adaptaram à rotina de aulas *on-line*, e sua esposa, felizmente, tinha uma atividade profissional na área do direito que possibilitava que também atuasse *on-line*. Sérgio Antônio fora o mais atingido pelas restrições sanitárias, mas os atritos entre o casal cobravam um preço elevado, como em muitos relacionamentos durante esse período de pandemia.

Sérgio Antônio assumira um novo desafio profissional aos 60 anos. Não é fácil adaptar-se a mudanças desse porte nessa idade, e, naturalmente, a ansiedade aumentara novamente, não a ponto de ele ter que procurar o serviço de emergência de um hospital, mas o suficiente para causar incômodo e desconforto. Desejava compartilhar na psicoterapia algumas das suas novas inquietações e, claro, o conflito familiar. Seria uma outra temporada de psicoterapia, talvez uma terapia breve, com foco específico. E seria uma terapia totalmente *on-line* em virtude da pandemia. Fiquei curioso para saber como seria o seu *overbooking* durante aquele período de medo e incertezas ante uma nova realidade e com sessões *on-line*. Na primeira sessão, via chamada de vídeo pelo WhatsApp, Sérgio Antônio me disse:

– Sinto muita falta do aeroporto, do movimento de antes. A vida está totalmente parada, e nós nesse *lockdown* há três meses! Cirurgias eletivas canceladas. Estou subindo pelas paredes, a maior parte do tempo em casa, sem fazer nada. Pelo menos fiquei mais próximo dos filhos. Mas é um tédio! Sinto falta de viajar! Sinto muita falta do aeroporto! Sinto falta de movimento!

Nessa nova fase, de terapia *on-line*, Sérgio Antônio voltou a ser assíduo na psicoterapia. Tratamos sua necessidade de protagonismo permanente, a relação das ideias de ruína no futuro com a sua necessidade de controle e, por fim, o conflito no relacionamento com a esposa.

– Como é para ti ficar sem as cirurgias? – questionei.
– Uma verdadeira tortura. Não sabia que ficar em casa, para mim, era tão complicado. Invento a todo momento uma desculpa pra sair pra rua. Pode ser supermercado, padaria, açougue, farmácia, posto de gasolina, qualquer tarefa eu aceito para poder ir pra rua. Quando não encontro uma tarefa, pego o carro só para dar uma voltinha. Andar de carro me acalma. Acho melhor que usar remédio.

Assim como caminhar ao ar livre, o movimento da paisagem dentro do automóvel pode ser terapêutico para algumas pessoas. O diagnóstico era simples no caso de Sérgio Antônio. O movimento, a ação ou estar "na função" promoviam seu bem-estar. Nesse sentido, é importante considerar o *overbooking* como um fator terapêutico para aquela inquietude motora de Sérgio Antônio. Refletindo um pouco mais sobre o perfil psicológico de muitos médicos e médicas, vamos observar como eles apreciam a ação e o movimento. Quando muitos advogavam que a medicina estava dominando as doenças e realizando progressos incríveis – e de fato houve progressos notáveis nas últimas décadas –, surge uma nova doença, a covid-19, ocasionada pelo vírus SARS-CoV-2, e nos lembra como tudo é imprevisível e intangível no campo da saúde e da vida. Vivemos por um fio e nem nos damos conta.

Será que Sérgio Antônio estava com medo, impactado pela ameaça da covid-19? Ele, que resistia a realizar seus exames de saúde por medo de encontrar uma doença? Conscientemente, não parecia ser o caso. Ele estava no grupo das pessoas mais destemidas, claro que com os cuidados preconizados pelos principais centros acadêmicos da área da medicina. Ele mesmo era um acadêmico. Estava de verdade aborrecido com a redução de atividades, o número mínimo de cirurgias realizadas – apenas as de urgência. No entanto, queria discutir comigo algumas decisões em relação ao seu futuro profissional, o ressurgimento das ideias de ruína no futuro (elas nunca o abandonavam completamente) e como se desembaraçar dos conflitos interpessoais com a esposa ocasionados pelo confinamento. Ele amava a sua esposa, não desejava a separação, mas em alguns momentos o convívio estava insuportável, e a separação era uma possibilidade real.

Durante exatos três meses, Sérgio Antônio foi novamente um paciente assíduo na terapia. No horário combinado estava a postos, e fazíamos nossa sessão *on-line*, via chamada de vídeo pelo WhatsApp. Para mim também era um aprendizado realizar consultas *on-line*. Naqueles tempos de *lockdown*, atuava presencialmente apenas com poucos pacientes, que não se adaptavam de jeito nenhum ao mundo tecnológico, e em casos nos quais a presença era fundamental e decisiva. Todos passamos por angústias e aprendizados surpreendentes – e sem precedentes – nessa ocasião.

Como no seu primeiro tratamento comigo, ele melhorou rapidamente. Ingressou no programa de testes clínicos da vacina Corona-Vac para profissionais da saúde do Estado de São Paulo. A vacina foi desenvolvida pelo laboratório chinês Sinovac. Os testes foram autorizados pela Anvisa* e realizados pioneiramente pelo Instituto Butantan.** Foi um momento importante para Sérgio Antônio e para todos os brasileiros. Ingressávamos nos testes finais que comprovariam a eficácia da vacina – o verdadeiro e eficaz tratamento preventivo contra a covid-19. Em contrapartida, assistíamos a um triste espetáculo político, protagonizado pelo Governo Federal, que negava a eficácia da vacinação. E, para piorar, entre a própria classe médica, havia uma discussão estridente e feroz, inflamada por discursos de ódio, sobre tratamentos precoces, com promessas falsas de cura, que, infelizmente, dominou o cenário nacional por meses a fio. Triste espetáculo! Em uma época catastrófica, enquanto o número de mortos subia constantemente, a politização de condutas médicas aumentava. A ciência, no entanto, com sua vocação para escrutinar os fatos e separá-los das narrativas, iria demonstrar o que era eficaz ou não nos tratamentos para a covid-19.

Ao nos aproximarmos do terço final do ano de 2020, o *overbooking* voltou à rotina de Sérgio Antônio, inicialmente discreto, mas constante. A demanda por procedimentos cirúrgicos atrasados estava se intensificando, e Sérgio Antônio voltou a operar quase normalmente. O retorno a outras atividades também acontecia de modo simultâneo: as cirurgias demonstrativas passaram a ser realizadas virtualmente, as aulas na universidade e o consultório privado retornaram ao ritmo pré-pandemia. O fato de já estar

---

* A Agência Nacional de Vigilância Sanitária (Anvisa) é uma agência reguladora, vinculada ao Ministério da Saúde. A Anvisa exerce o controle sanitário de todos os produtos e serviços nacionais ou importados submetidos à vigilância sanitária, como medicamentos, alimentos, cosméticos, saneantes, derivados do tabaco, produtos médicos, sangue, hemoderivados e serviços de saúde.
** O Instituto Butantan é uma instituição pública de pesquisa biológica ligada à Secretaria da Saúde do Estado de São Paulo. É um dos principais produtores de imunobiológicos do Brasil, responsável por grande parte da produção de soros hiperimunes e de antígenos vacinais, que compõem as vacinas utilizadas no Programa Nacional de Imunizações (PNI), do Ministério da Saúde.

vacinado oferecia a ele uma enorme dose de tranquilidade, mas estar em ação novamente era, sem dúvida, a melhor das terapias. Para ele, a ausência de movimento, a ausência da "adrenalina boa", como dizem alguns especialistas, era um tédio quase insuportável.

De volta a sua rotina, as ideias de ruína em relação ao futuro ficaram em um grau mínimo suportável. O conflito com a esposa se desvaneceu lenta e gradualmente, e o casal retornou ao equilíbrio de outrora. Pelo menos, nesse caso, houve um final feliz, contrastando com a realidade áspera das consequências da pandemia que grassava no planeta, com um número de mortes assustador. Vivíamos uma situação traumática, compartilhada de forma planetária; somente o tempo ajustaria as melhores condutas de enfrentamento.

Com o *overbooking* constante, novamente nossas consultas semanais voltaram a ser quinzenais e, em 2021, passaram para a frequência mensal, com foco no término dessa rodada de psicoterapia. No final das contas, até eu me surpreendi, dominado pela força do código *overbooking* registrado em nossa comunicação pelo WhasApp.

Nossa troca de mensagens passou a ser assim:

– Sérgio Antônio, amanhã está confirmado o nosso horário? Com ou sem *overbooking*?
– Amanhã está tranquilo, estou precisando conversar contigo.

Às vezes, podia ser assim:

– Sérgio Antônio, qual o *status* do *overbooking* para amanhã?
– Bah! Amanhã tudo pode acontecer! Está tudo bem ajustado, pouco espaço para intercorrências.

Intercorrência é um acontecimento usual no universo cirúrgico!

– *Overbooking* cirúrgico! Depois falamos para combinar outro horário – foi sua última mensagem de voz no WhatsApp.

Em breve Sérgio Antônio teria nova alta. Retornara ao seu ritmo habitual, de múltiplas atividades simultâneas. Estava feliz novamente.

29

CONVÍVIO

Entre "ais" e "uis" vou levando.
E a minha dor, suportando.
Eu e minha dor estamos tentando
viver pacificamente neste mundo.
É claro que a vantagem sempre é dela!

30

CALÇA JEANS

Maria Clara procurou ajuda da psiquiatria em um momento de transição profissional delicado, pois fora promovida ao cargo de gerente de compras em uma empresa multinacional do ramo do varejo – uma função que exigia maior desempenho e, claro, maiores responsabilidades. A cobrança por resultados a incomodava, mas de modo geral ela era bem-sucedida, e exatamente por isso fora escolhida para a promoção. Era uma mulher jovem para o cargo, pois acabara de completar 29 anos. Ocorre que a empresa havia modificado a sua política de promoções porque via nos jovens uma oportunidade de obter resultados mais promissores, principalmente no segmento da moda, e as tendências da moda nessa faixa etária eram uma das preferências de Maria Clara; ela havia aprendido os segredos da costura aos 14 anos, com a avó materna, costureira habilidosa em uma cidade do interior do Rio Grande do Sul.

A obsessão por resultados é um tema cercado de controvérsias e debates no universo corporativo, devido ao aumento exagerado dos níveis de estresse e o consequente *burnout* dos funcionários expostos a cobranças constantes e metas praticamente inatingíveis.

Para alguns críticos, essa cobrança é uma forma de assédio. Para Maria Clara, a válvula de escape para o aumento da ansiedade eram os doces. Ela amava doces, qualquer doce. O problema principal dos doces são seus efeitos colaterais: quilos que se acumulam e, como óbvia consequência, o aumento no tamanho das roupas. Foi justamente a numeração das roupas que acionou o alarme. Maria Clara costumava usar calças *jeans* número 38, mas, ao final de um ano de trabalho, estava usando 42 e, em mais alguns meses, o número das calças já era 44. As dietas não funcionavam, os remédios para emagrecer faziam efeito durante algumas semanas, e tudo voltava à estaca zero.

Maria Clara era uma mulher morena, bonita, alegre e comunicativa, e tinha clareza de que chamava a atenção dos homens. Tinha consciência de que não poderia se envolver com ninguém da empresa – uma regra explícita da organização. Contudo, o destino sempre reserva surpresas no território do amor. Quando, após um ano de empresa, ela cruzou com um supervisor do Rio de Janeiro e o coração bateu mais forte, em clara disparada, percebeu que a atração era irreversível. Toda vez que cruzava com ele nas reuniões mensais, que naquele tempo eram sempre presenciais, seu coração parecia que ia sair pela boca. A única alternativa que lhe agradava era ter coragem e viver aquele fogo. Foi o que aconteceu. Nas suas viagens para o Rio de Janeiro, encontrava-se com o colega, com quem passou a ter um relacionamento. Foram muitos meses de aflição, por medo de perder o emprego, e malabarismos para manter o romance na clandestinidade.

Após algum tempo de terapia, Maria Clara decidiu sair do emprego. Preferia a liberdade de amar quem quisesse a ficar prisioneira das regras do mundo corporativo. Além disso, não aguentava mais a pressão exagerada por resultados crescentes o tempo todo. Novas metas a cada trimestre! Era demais, e, do jeito que ela se encontrava, sairia do número 44 e chegaria ao 46 ou 48. Deu um basta e pediu demissão. Maria Clara era pessoa determinada e corajosa.

Quando decidiu emagrecer, tomou uma providência que se revelou decisiva:

— Vou me comprar um cachorro, mesmo morando em apartamento. Tem uma área grande, quase um pátio de tão grande; ele vai poder se acomodar super bem. Quando eu viajar para a praia, ele me acompanha. E dizem que a presença de um animal diminui a ansiedade, aí vou conseguir me concentrar na dieta. O que tu achas? Tu tens cachorro, Fernando?

— Atualmente eu não tenho, Maria Clara, mas durante muitos anos eu tive um cachorro, e até jogava futebol com ele e os amigos. Ele era um bom goleiro. Decidir ter um animal é algo muito pessoal — respondi.

Minha resposta foi espontânea. Em alguns círculos psicoterápicos mais conservadores seria considerada um erro técnico, mas no momento me pareceu algo natural e adequado.

Após um período de férias prolongadas no Rio de Janeiro — ela adorava a Cidade Maravilhosa —, Maria Clara já se encontrava em um novo trabalho, em uma empresa com filosofia um pouco mais branda em relação às cobranças, e sua nova função tinha uma vantagem, que era a dedicação a um único cliente. A empresa estava desenvolvendo uma nova coleção de roupas femininas, exclusivamente para exportação.

Sua cachorra, *Luna*, era da raça *golden retriever*, cuja característica principal é um temperamento dócil, brincalhão e carinhoso. A ansiedade de Maria Clara visivelmente diminuíra muito, e, nesse sentido, Luna se revelou ótima terapeuta. No entanto, a perda de peso permanecia um problema considerável. As consultas com nutricionistas e endocrinologistas e os medicamentos para emagrecer não apresentavam resultado, e a aflição de Maria Clara se tornou um problema. Em muitos momentos ela se sentia feia, gorda e burra, por não conseguir conter os excessos alimentares. Sua autoestima descia para profundidades abissais.

– A perda de peso é uma questão que exige primordialmente disciplina e atividade física – eu lhe dizia em todas as consultas.

É nisso que eu acredito até hoje, quando um novo medicamento, a semaglutida,* apresenta um sucesso estrondoso na perda de peso. Não é fácil mudar os hábitos alimentares e, sobretudo, abrir mão daqueles alimentos que mais apreciamos. É um sacrifício que, para produzir resultados adequados, necessita de continuidade, por vezes para o resto de nossas vidas.

– Mas é muito difícil – Maria Clara me respondia em seguida. É preciso ter energia, e às vezes eu sinto que me falta o ânimo necessário. Parece que eu estou depressiva, mas não é tristeza, é uma espécie de preguiça, uma letargia indefinida.
– Vamos investigar com um endocrinologista a situação da tireoide. Às vezes, esse sintoma de desânimo é resultado de hipotireoidismo. Estás com queda de cabelo? Unhas quebradiças?
– Sim.

O diagnóstico de hipotireoidismo se confirmou, e Maria Clara iniciou o tratamento hormonal em seguida. Nessa época, estavam muito em voga palestras motivacionais, que algumas empresas proporcionavam para melhorar o desempenho dos funcionários.

---

* Semaglutida é um medicamento desenvolvido para tratar o diabetes tipo 2 que passou a ser utilizado contra a obesidade, inicialmente, *off label* (quando a recomendação de uso está fora da bula).

CALÇA JEANS

Em uma delas, Maria Clara teve uma ideia que se revelaria surpreendente.

- Vou me comprar uma calça *jeans* nova, número 38, e vou olhar para ela todos os dias. Tenho certeza de que vai me motivar na dieta e atividade física.
- É necessário admitir a qualidade dessa tua ideia motivacional. E, principalmente, a simplicidade e facilidade de execução.

Maria Clara também teve uma motivação adicional: o início do namoro com Frederico. O amor é um poderoso antidepressivo e, no caso dela, foi a motivação decisiva para a dieta alimentar. Em pouco menos de quatro meses, a calça *jeans* número 38 estava perfeita no seu corpo.

A última temporada de terapia ocorreu em um momento particularmente triste, pois sua avó estava já em um período de declínio cognitivo acentuado, passava os dias alheia, lembrando de canções italianas da sua infância e falando na própria mãe. Para Maria Clara, era uma perda importante ficar sem a companhia e o afeto de sua *nonna*, e a conexão dessa falta com a perda precoce do pai, quando tinha apenas 5 anos, despertava lembranças doloridas. Seria mais um período de risco para ela recorrer ao tratamento preferencial – os doces e chocolates.

A estratégia vencedora nesse momento de particular tristeza em sua vida foi novamente olhar, todos os dias, para a calça *jeans* número 38.

31
DEPENDÊNCIA QUÍMICA DE HARMONIA

Não gosto de atrito.
Não gosto de briga.
Não gosto de grito.
Não gosto de intriga.
O ríspido me gela.
Preciso de alegria.
Sem ela a vida congela.
Sinto falta é de harmonia.
É uma dependência química.

32

TRÉGUA

*Trégua é pausa na loucura,
em busca de leveza.
De felicidade pura.*

33

PIRAÇÃO CIUMÊNTICA

*Sempre fui assim,
ciumêntica por natureza.
Com todos os namorados e
com o marido.
Eu tenho uma piração ciumêntica.
Por isso faço terapia!*

34

COVID-19

*Não fui no hospital,
não me despedi do irmão,
não me despedi da irmã.
Eu que era tão durona
– eu que não tinha tempo de ficar triste –
fiquei desse jeito assim,
com essa tristeza e essa dor sem fim.*

35

MUITOS ATESTADOS DE ÓBITO

Jorge era cirurgião geral e plantonista da Unidade de Terapia Intensiva (UTI) de um hospital em uma cidade do interior do Rio Grande do Sul até o início da pandemia de covid-19. Sempre atento à cena médica, acompanhou a história da infecção desde o surgimento do primeiro caso na China, em dezembro de 2019, até o anúncio oficial da pandemia pela Organização Mundial da Saúde (OMS), em março de 2020. Então foi deslocado pela direção do hospital, em tempo integral, para trabalhar na UTI junto aos pacientes graves.

Nos meses seguintes, Jorge observou – pela ótica dos casos graves – o comportamento de uma doença nova, perigosa e letal. Ao mesmo tempo, foi impactado pela impotência das equipes médicas e de enfermagem ante a brutal realidade da doença. Foram tempos difíceis para um jovem médico que sonhou em ser cirurgião e curar as pessoas. E a cirurgia é uma especialidade que, quando bem-sucedida, literalmente cura as pessoas. Jorge entrou de corpo e alma no trabalho da UTI.

A rotina na UTI incluía plantões diurnos de 12 horas durante a semana e plantões noturnos nos finais de semana. Enquanto a sociedade entrava em *lockdown*, a vida de Jorge se transferia integralmente para dentro da UTI. O trabalho era exaustivo, mas julgava-o sua missão de vida naquele momento e não se queixava do seu destino. Os tratamentos eram ineficazes, nada produzia resultados animadores nas equipes de atendimento, tampouco nos centros de pesquisas espalhados pelo mundo. As tentativas com os agentes antivirais e anti-inflamatórios conhecidos resultaram em fracassos seguidos. O número elevado de mortes era uma novidade impactante para todos, população em geral e profissionais da área da saúde. E ainda estávamos muito longe das vacinas.

– São muitas mortes! Muitos atestados de óbito! – Jorge desabafou, em voz alta, na sala de prescrição no final da tarde de uma sexta-feira, após uma semana terrível.

Todos se voltaram para ele com olhar de surpresa, pois normalmente era uma pessoa contida. E todos estavam igualmente aterrorizados, porque assistiam diariamente às pessoas perderem a vida em pouco tempo, sem uma despedida de seus familiares, sem a perspectiva de um último olhar, um último adeus. A paisagem emocional havia se tornado fria, triste e desalentadora, escondida atrás de máscaras protetoras N95.

– São muitas mortes! Muitos atestados de óbito! – novamente foi o seu desabafo, dessa vez para si mesmo, em voz inaudível, na mesma sala de prescrição, no final da tarde de mais uma sexta-feira, após outra semana terrível.

Isso aconteceu entre o final de março e o início de abril de 2021, quando chegávamos a praticamente 4 mil mortos ao dia por coronavírus no Brasil. Foi nessa época que Jorge procurou ajuda da psicoterapia. Precisava de um horário para si mesmo, para poder desabafar os sentimentos daquele tormento profissional em que a UTI havia se transformado.

Tempos depois, quando o cenário catastrófico já havia se transformado e as vacinas eram amplamente aplicadas, Jorge descreveria sua sensação naquele período como a de entrar em uma verdadeira guerra diária ao assumir seu posto rotineiro na UTI. Os pacientes, em sua maioria, estava entubados e com prognóstico reservado. Foi necessário um longo tempo de aprendizagem para incorporar as técnicas que melhoravam o curso de uma doença tão grave como a covid-19. Entre elas, a pronação dos pacientes, o uso de cateter nasal de alto fluxo de oxigênio e dos clássicos corticosteroides* sistêmicos. A oxigenação por membrana extracorpórea ainda não estava disponível no seu hospital.

No final de 2021, quando praticamente não havia mais casos graves, Jorge conseguiu falar mais de si mesmo e enfrentar o seu próprio passado de perdas importantes. Havia perdido a mãe aos 12 anos, e o pai, aos 17, ambos de doenças que hoje teriam tratamentos eficazes. Quando perdeu sua mãe, no final da infância, decidiu que escolheria a medicina como profissão. De alguma forma, ajudaria outras pessoas.

Sem alarde, sem publicidade, sem exibicionismo nenhum, os médicos intensivistas foram verdadeiros heróis anônimos durante a pandemia do coronavírus. Como nesses tempos velozes tudo se torna passado e é esquecido rapidamente, julguei que a história de Jorge é um pequeno tributo a uma legião de médicos que ajudaram a humanidade a salvar inúmeras vidas.

---

* Corticosteroides são fármacos preparados sinteticamente para terem a mesma ação que o cortisol (ou cortisona), um hormônio esteroide produzido pela camada externa das glândulas suprarrenais. São medicamentos indicados para reduzir quadros inflamatórios de diversas etiologias. Quando a inflamação é grave, o uso desses medicamentos geralmente salva vidas.

36

ENERGÉTICO VIA WHATSAPP

Dona Raquel tinha 79 anos e era uma pessoa que se adaptara muito bem às novidades digitais, como as redes sociais. Usava o Facebook, o WhatsApp e o Instagram e, assim, se distraía no seu cotidiano de mulher viúva que vivia sozinha, pois o único filho emigrara para a Austrália e dedicava-se ao surfe profissional. Era orgulhosa de dar conta das rotinas da casa e, inclusive, do setor administrativo da sua existência. Ainda hospedava, duas vezes por mês, uma sobrinha do interior que ia a Porto Alegre. Era uma pessoa dona das suas vontades. Frequentemente fazia contato comigo via WhatsApp. O diálogo a seguir é um exemplo:

– O senhor pode falar agora? – perguntava ela em uma mensagem enviada às 8h30min de uma quarta-feira.

Aproximadamente uma hora depois, respondi:

– Oi! Posso falar agora. Como vai a senhora?

- O senhor sabe, esse remédio novo para a depressão melhorou a minha cabeça. O remédio novo da pressão controlou a pressão, mas causou as tonturas, e um deles me tirou o sono. Estou acordada desde as 4h da madrugada. É muito ruim, vou passar o dia cansada. Preciso dormir oito horas, se não durmo bem é uma catástrofe. E hoje eu tenho o almoço mensal com as amigas. Não quero faltar. Vou estar "chumbada". O que eu faço? O que o senhor me sugere?
- A senhora não consegue descansar um pouco agora?
- Não. Agora vou tomar banho, arrumar meus cabelos, fazer as unhas e ficar pronta, pois a Margarida, minha amiga, vai me apanhar às 11h30min e o almoço é longe, lá na Zona Sul. Preciso melhorar esse "chumbo" urgentemente. O senhor tem um jeito de eu melhorar bem rápido? Pode me ajudar?
- O banho vai ajudar a despertar e retirar esse peso do corpo, essa sensação de "chumbo". E quem sabe a senhora toma um bom café preto, ou dois? O que acha?
- Boa ideia.

Às 11h, recebo outra mensagem via WhatsApp:

- Doutor, posso tomar um energético, um Red Bull?* Continuo muito cansada.

Às 11h30min, recebo outra mensagem:

- Como não conseguimos falar, perguntei para minha sobrinha – que é jornalista e sempre sabe tudo de tudo –, e

---

* Uma lata de Red Bull contém as substâncias taurina, glucuronolactona, cafeína e vitaminas do complexo B. O pico de ação acontece entre 30 a 60 minutos, e a duração do efeito pode variar de três a seis horas. O consumo de cafeína melhora o desempenho, reduz a percepção de esforço, retarda a fadiga e aumenta o estado de alerta.

ela me disse que eu podia ficar tranquila. Então quero lhe dizer que já tomei o Red Bull e já estou indo para o meu almoço. Acho que vai funcionar. Obrigada.

Quando precisava de energia extra, Dona Raquel recorria aos energéticos! Em geral, conseguia um *up* momentâneo. E ela era dada a seguir suas próprias regras.

Tomar energéticos, como o Red Bull, é automedicação?

37

O CÉU VAI NOS ESCAPAR

Pedro consultou-se comigo pela primeira vez porque se encontrava sem o ânimo exigido para a conclusão da sua tese de doutorado em antropologia, após permanecer durante quatro anos estudando com afinco no Canadá. Era uma pessoa ímpar em todos os aspectos: como ser humano, como profissional, como amigo e, acima de tudo, era um humanista. Sempre preocupado com os direitos humanos – sem levar em conta as paixões políticas –, ele respeitava genuinamente as diferenças de pensamento, credo e opinião. Era particularmente sensível às correntes de pensamento alinhadas ao combate da desigualdade social. Parte de sua tese era sobre isso: como a presença de instituições bem estruturadas e verdadeiras em seus propósitos impede o avanço da desigualdade social. Suas observações durante o período em que esteve no Canadá mudaram o seu jeito de ver o mundo para sempre. Ao retornar dessa época de estudos no exterior, deixara para trás um relacionamento de dois anos com uma colega canadense de origem francesa.

Mas por que consultar um psiquiatra? O motivo principal era não conseguir escrever nenhuma linha da sua tese, e o prazo de entrega se esgotaria em poucos meses. Pedro já havia tentado de tudo, até consultar uma astróloga para verificar a influência dos astros na situação. Não havia jeito de avançar no processo de escrita. Sua psicoterapeuta na época concluíra que seria melhor ele ser medicado e sugeriu que me procurasse – o mundo profissional se estabelece na base de indicações e de confiança.

Será que os medicamentos poderiam mesmo ajudá-lo? Um pouco contrariado, uma vez que era uma pessoa avessa aos remédios, ainda mais psiquiátricos, Pedro concordou com a ideia. Havia um sentido de urgência, pois era absolutamente necessário concluir o doutorado para seguir a carreira escolhida, na qual já trilhara um longo caminho até aquele momento. Utilizar medicamentos não era a sua primeira opção, mas reconhecia que não estava conseguindo escrever. Fora acometido por um bloqueio emocional, comum aos escritores? Qual era o significado da tese? Estaria com medo de ser escrutinado por uma banca de acadêmicos? Seria a famosa autossabotagem? Ou era apenas saudade da colega canadense de origem francesa que morava em Quebec?

Todas essas perguntas habitavam diariamente a sua mente e seu coração – e constituíam parte da aflição dos últimos meses. Porém, esses questionamentos não produziam resultados positivos, e Pedro não avançava uma única linha na escrita da tese. Eu fora acionado e estava ali para ser um elemento auxiliar naquele processo, apenas com a parte química. Ele vivia, na realidade, um tormento procrastinatório, como aprendi com um paciente alguns anos antes.

Após uma consulta detalhada, minha conclusão foi que Pedro estava, na verdade, em um estado depressivo. Apresentava vários critérios objetivos considerando-se a Escala de Beck e a Escala de Hamilton para depressão. Era muito provável que não conseguisse escrever para concluir a tarefa devido à depressão. Teria sido um atrevimento diagnóstico e um excesso psiquiátrico da minha parte? Ele não teria apenas um bloqueio emocional, derivado da ansiedade, normal nessas circunstâncias? Com essa dúvida em mente, eu sugeri o uso de um medicamento eficaz simultaneamente para ansiedade e depressão, como um antibiótico de largo espectro, empregado em quadros infecciosos.

Não sei responder com precisão se a medicação ajudou Pedro. Pelos critérios objetivos de uma escala diagnóstica, a resposta seria afirmativa, pois, em algumas semanas, ele diminuíra o escore nas respostas, e o principal é que concluiu sua tese dois dias antes do encerramento do prazo.

Qual foi, de fato, o papel da medicação para ansiedade e depressão nesse contexto? Talvez tenha sido apenas um tijolo a mais na construção, que já durava vários anos, com a psicoterapia. Na época, eu acreditava mais no efeito imediato da medicação em casos como o de Pedro. Atualmente tenho muitas dúvidas de que ele não teria concluído com êxito seu doutorado sem ser medicado.

Com o término da tese, e seguindo meus conselhos sobre atividade física como o melhor tratamento para casos leves a moderados de ansiedade e depressão, Pedro comprou uma bicicleta e, como residia nas proximidades do Parque Farroupilha, em Porto Alegre, adotou o ciclismo como esporte.

Mas e "O céu vai nos escapar"? O leitor deve estar se perguntando sobre o título desta história.

Quase 20 anos depois, Pedro me procurou novamente, por insistência de sua esposa, Elisabeth, devido a um quadro de desânimo, emagrecimento e insônia nos meses anteriores. Havia se aposentado como professor universitário havia dois anos e estava feliz com suas novas atividades, relacionadas ao mundo do artesanato e do desenho e à produção de um livro. O que fora um dia somente passatempo se tornara uma atividade criativa e prazerosa.

Ocupava seu tempo em casa, onde desenvolvia vários tipos de atividades criativas. O ressurgimento de sintomas depressivos e a irritabilidade estavam associados a uma obra ao lado de sua casa, que, além de causar barulho constante de brocas, serras e picaretas, já impedia a vista ampla do céu e a entrada da luz do sol no seu apartamento. Sem o sol, a vida entristecia para Pedro.

— Sol é vida — ele me dizia.

As mudanças frequentes no Plano Diretor da cidade sempre aumentavam a altura dos prédios e, mesmo com o recuo estipulado, acabavam complicando a vida dos moradores dos edifícios vizinhos. Pedro reconhecia a necessidade de expansão da cidade, era um homem sensato, mas protestava contra a ausência de critérios racionais e sustentáveis. E já me antecipara que a sua infelicidade era inútil. A solução seria encontrar um apartamento em que não corresse o risco de surgirem novas construções no futuro, e o céu e o sol não lhe escapassem novamente.

— Neste momento não preciso de medicação. Preciso de sol! Estou em negociação para comprar um apartamento no mesmo prédio, de frente para o parque e sem o menor risco de construções no futuro.

Pedro estava decidido a mudar de apartamento em busca do céu e do sol. Não iria permanecer na sombra. Para ele, o céu e o sol eram indispensáveis no seu dia a dia, ainda mais agora que passava a maior parte do tempo em casa. Eu me preocupava com seu estado, pois ele havia emagrecido muito, e não acreditava que apenas a questão do apartamento fosse responsável pelo seu quadro. Dessa vez, insisti para que usasse um antidepressivo. Ele usou, mas apresentou muitos efeitos colaterais, e logo abandonou o medicamento. Pedro me garantiu novamente que iria melhorar assim que conseguisse adquirir o outro apartamento e realizasse a mudança. E que me procuraria novamente, caso fosse necessário.

Pedro não gostava de remédios. Já sua esposa, Elisabeth, não tinha a menor dificuldade com "as moléculas", que era como ela se referia aos medicamentos.

— As moléculas são maravilhosas! — ela dizia.

Na realidade, Elisabeth era quem incentivava Pedro a buscar ajuda. Ela insistiu tanto que ele acabou aceitando fazer uma nova consulta e uma nova tentativa de ajuda farmacológica.

– Preciso falar sobre outro assunto, que pode estar na origem do meu problema e não te contei – me disse Pedro. O Lauro, um grande amigo, cometeu suicídio. Foi um choque para todos. Ninguém suspeitava de nada. No velório dele, descobri que seu avô e um tio maternos também haviam se suicidado. E ele nunca me contou nada, isso que eu era um dos melhores amigos dele. Confesso que fiquei estarrecido. Imagino que tu entendes como me senti.

– As pessoas frequentemente não falam muito sobre esse tema – respondi. – E as famílias preferem seguir uma trilha de silêncio, pois é um tema doloroso. É algo escondido e negado, muito em função da vergonha de discuti-lo. Os familiares e amigos se sentem culpados, como se pudessem ter evitado o desfecho trágico. Até entenderem que o problema é muito mais complexo, leva muito tempo.

– Eu estou perplexo. Nunca imaginei isso com o Lauro. Alguns dizem que o problema foi o amor e as finanças, que não estavam bem. Vai saber o que se passava na alma dele.

– O amor, ou a perda de um amor, às vezes desempenha um papel importante na cadeia de acontecimentos que antecedem o suicídio, mas cada caso é um caso, e temos que estudar a situação muito detalhadamente para ter uma noção mais exata dos motivos que levaram a ele. Acho que agora ficou mais bem explicada a tua reação de desânimo. O céu e o amigo te escaparam. O céu tu vais recuperar com a mudança de apartamento. O amigo, é mais complicado. O suicídio deixa uma espécie de sombra na mente da gente.

– Vamos tentar outro remédio? Acho que algum vai me ajudar.

38

SIMPLICIDADE

A simplicidade, no dicionário,
é ausência de complicação.
A simplicidade, para Leonardo da Vinci,
é o auge da sofisticação.
A simplicidade, para Rosa, é maravilhosa.
A simplicidade, para Carolina, é imensa
quando compartilhada.
Carolina é pura simplicidade!

39

AMIZADE

*Amizade é apenas afinidade!**

* Homenagem póstuma ao meu amigo Ricardo Halpern.

40

ATROPELANTE

Eu atropelava tudo,
falava sem parar,
brigava com as pessoas,
xingava na fila do banco e no supermercado,
e quando vinham falar comigo,
eu não as deixava falar.
Era um estado atropelante!

41

A SENHORA DO OXÍMETRO

Dona Luiza se aproximava dos 65 anos e, muito em breve, estaria aposentada, após 35 anos como professora do ensino fundamental. Considerava a escola como sua família, e o convívio com os alunos era uma alegria diária em sua vida dedicada ao ensino. Adiava sempre a decisão de se aposentar, mas as circunstâncias decidiram por ela. Ficara viúva cedo, e Lucas, o único filho, se encontrava no Reino Unido realizando pós-graduação. Sua esposa, Nina, havia dado à luz uma menina. Eles precisavam da ajuda de Dona Luiza.

Um mês antes da viagem, minuciosamente programada, a pandemia de covid-19 foi decretada pela Organização Mundial da Saúde (OMS). A vida de todos mudou drasticamente. As viagens foram canceladas. O uso de máscaras tornou-se obrigatório, e o distanciamento social, como uma forma de diminuir a circulação das pessoas, fechou escolas, igrejas, lojas, cinemas, restaurantes e outros locais de convívio social. A percepção era de que estávamos ante um vírus desconhecido e perigoso, portanto, o futuro imediato se tornou uma incógnita assustadora. Dona Luiza, como grande parte da população, foi dominada por ansiedade, insegurança e medo.

Com o passar do tempo e o aumento progressivo do número de mortes, ela entrou em pânico, com receio de ser contaminada pelo vírus. Era como se traumas passados tivessem retornado instantaneamente para o seu cotidiano. Lembrava-se – como se fosse ontem – do incêndio das Lojas Renner, ocorrido em Porto Alegre em abril de 1976, logo após ter completado 18 anos.

Durante sua infância e adolescência, Dona Luiza costumava tomar chá nas Lojas Renner, acompanhada pela mãe e a avó materna, que morava no interior do estado e, uma vez por mês, vinha a Porto Alegre visitar a neta predileta. Na época do incêndio, residia nas imediações e assistiu, pela janela do seu apartamento, a essa tragédia de grandes proporções. Viu as pessoas correndo em pânico pelas ruas, algumas no telhado, e uma fumaça horrível. No total, houve 41 mortos e mais de 60 feridos. Uma tia sua morreu nesse incêndio.

Aquela tragédia retornou à sua mente de uma forma aguda. Um mês após o incêndio, perdera um primo em um acidente de automóvel. Esse primo, Miguel, era como se fosse o irmão que ela não teve. Ele estava em Porto Alegre para se preparar para o vestibular. Outra tragédia. As lembranças de fatos de 47 anos antes voltaram ao seu cotidiano, e o pânico se tornou companhia assídua.

O medo da contaminação fazia com que vivesse no mais completo isolamento. Permitia somente que a esposa do zelador do prédio entrasse no seu apartamento, e apenas na área de serviço; lavava com álcool todos os alimentos e mantimentos que chegavam pela tele-entrega do armazém. Sua mente foi dominada pelo redemoinho do pensamento obsessivo e, para ela, a contaminação pelo vírus e a morte eram apenas uma questão de tempo. Entrou em contato com o antigo terapeuta, mas ele não pôde atendê-la, pois estava hospitalizado com covid-19.

O isolamento e a solidão pioravam a ansiedade de Dona Luiza. Não se reconhecia naquele estado. Não tinha vontade de falar nos grupos de WhatsApp da escola nem com as amigas próximas. Procurou outro psiquiatra, que lhe receitou dois medicamentos para controlar a ansiedade, mas ela não melhorava. O medo e o pânico fizeram ninho na sua alma. Pelo menos conversava com o filho diariamente, o que lhe trazia um pouco de conforto. Foi dele a ideia de me procurar, pois havia atendido sua tia paterna. Pelo telefone, ela me contou todo seu drama detalhadamente. Após ouvir com calma o relato da sua aflição em relação à contaminação pelo vírus da covid-19, eu lhe respondi:

- Acho que tenho uma alternativa para melhorar a sua aflição, Dona Luiza. É uma solução bem simples. E já funcionou com outros pacientes que estavam assim, preocupados com a saúde, nesses tempos de pandemia.
- Estou desesperada de medo. Hoje foi o primeiro dia em que saí de casa nos últimos meses. Meu filho disse que, se eu não saísse, ele não falaria mais comigo. Aí juntei toda a minúscula coragem que me restava e dei uma voltinha na quadra. Quinze minutos. O coração parecia que ia sair pela boca, de verdade. O medo me paralisa. O medo é uma companhia horrível.
- Dona Luiza, tem uma loja de produtos médicos na frente do meu consultório. Vou ali comprar um oxímetro e enviar para o seu endereço. Hoje mesmo ele vai estar na sua casa. A tranquilidade é uma questão de dias. A senhora vai comprovar pessoalmente. É só colocar o oxímetro no dedo, duas a três vezes ao dia, e verificar que está tudo certo com a saturação de oxigênio no seu sangue. Aí a senhora vai se certificar de que está com boa saúde.

No final daquele dia, o oxímetro estava na casa de Dona Luiza. Dito e feito: em menos de duas semanas de tratamento com o oxímetro, duas a três vezes ao dia, a ansiedade e o medo diminuíram de intensidade o suficiente para ela seguir o conselho do filho de sair de casa, caminhar de 15 a 30 minutos e tomar sol. Ela levava sempre o oxímetro com ela. O oxímetro se tornou a sua segurança.

Ele diminuía sua solidão, mensurava a saturação do oxigênio e lhe trazia paz ao coração descompassado pela ansiedade. Depois de algum tempo, já funcionava como uma espécie de amuleto da sorte. Com ele por perto, o vírus não a contaminaria.

Quem não apelou para o pensamento mágico em tempos difíceis? Até os médicos passaram a acreditar em medicamentos ineficazes durante a pandemia. A diferença, neste caso, é que o oxímetro era eficaz para medir a saturação de oxigênio, e essa medida, objetiva, expressa em número, acalmava Dona Luiza.

No seu íntimo, quando pensava nela mesma naquela situação, e depois de ter recobrado seu bom humor, Dona Luiza se autointitulava "a senhora do oxímetro".

42

VIDA SEXUAL

É uma gritaria, uma correria.
As mesmas taras.
É uma fumaceira!

43

O PRAZER DA TRAGADA

Seu João foi motorista particular a vida inteira. Aprendeu a dirigir no automóvel da família quando tinha somente 11 anos de idade, na cidade de São Borja – terra de políticos famosos, como Getúlio Vargas e João Goulart, dois ex-presidentes do Brasil. Anos mais tarde, ainda ensinou aos dois irmãos menores os segredos que o tornariam um motorista cuidadoso, habilidoso e muito requisitado. A fama de bom motorista logo se espalhou, inclusive na vizinha cidade argentina de Santo Tomé. Além de bom motorista, era bom de papo. Adorava conversar sobre qualquer assunto, mas gostava mesmo era de música e política. Conhecia bem a família Vargas, "gente de bom coração".

Seu João estava no fim da vida. Não restava mais nenhuma esperança. Ele havia chegado ao fim de uma longa jornada, aos 86 anos, recém-completados e festejados com a família numerosa ao som de uma boa música, de preferência samba, regada a cerveja gelada – Brahma era a sua marca favorita.

Foi de bom grado para o hospital e, no íntimo, sabia que não retornaria mais para seu modesto apartamento na Cidade Baixa, bairro boêmio de Porto Alegre, onde residia desde a juventude. Ele próprio fora um grande boêmio na mocidade e gostava de improvisar uma cantoria. Fazia sucesso em bares da cidade, com sua voz de locutor de rádio.

No hospital, não sossegava, e a todo instante pedia um cigarro. Claro que não era atendido, mas chamava atenção a sua insistência. Pedia sempre um "cigarrinho" para os médicos, para as enfermeiras, para as técnicas em enfermagem e para os familiares. Em seus últimos dias, Seu João se tornou um personagem divertido, pois não deixava de insistir em fumar um último "cigarrinho". Não se queixava de nada, nem de frio, nem de calor, nem mesmo de alguma dor. Estava até bem conformado com o final que se aproximava. Ou ele já estaria meio "fora da casinha"? Era o que todos achavam, menos sua filha Rosa Maria, que, consciente de que o pai estava chegando ao fim, passava a maior parte de seu tempo livre ao lado dele, tentando lhe trazer algum conforto. Curiosa com a insistência de Seu João com o "cigarrinho", ela lhe perguntou:

– Pai, por que tu queres tanto um cigarrinho?
– Olha, Rosa Maria, pelo prazer da tragada! Só pelo prazer da tragada! – respondeu ele, fazendo um sinal com as mãos para mostrar como a fumaça sobe no ar após uma boa tragada.

Seu João até podia estar "fora da casinha", mas ainda lembrava do prazer e da imagem de uma boa tragada. Rosa Maria ficou feliz com aquele diálogo. Até que não seria má ideia ele fumar um último "cigarrinho". Não mudaria nada e ele teria ainda esse último prazer.

– Pai – disse ela em voz baixa –, vou te trazer um cigarrinho.

Seu João merecia um último prazer antes de encerrar a sua bela jornada. O que você faria no lugar de Rosa Maria?

44

PASSADISTA

*Eu sou presa ao passado.
Àquilo que eu não vivi
– e de que eu gostava.
Tenho muita dificuldade em virar a página.
Sou passadista!*

45

FRAGILIDADE FÍSICA

"Fragilidade física" foi a queixa principal de Bernardo na primeira consulta de avaliação psiquiátrica comigo. O que o inquietava e provocava a sensação de fragilidade eram uma cirurgia no joelho e a consequente interrupção da atividade física, pois praticava corrida e musculação havia muitos anos. Bernardo sentia necessidade de exercícios físicos para manter a saúde mental e o bem-estar. Perdera essa, que era sua principal terapia, e seu psicoterapeuta anterior havia falecido alguns anos antes. Bernardo observava em si mesmo uma sensação difusa de desamparo, uma certa vulnerabilidade. Por outro lado, sua vida não apresentava dificuldades ou problemas; sentia-se feliz e realizado afetivamente no casamento e vivia um momento ímpar de sucesso profissional. Surpreendia-se com sua relevância na instituição financeira na qual atuava como gestor e consultor.

– Preciso admitir que sou relevante na engrenagem da empresa. Não é fácil para mim.

Bernardo era o mais novo de dois filhos. Nascera quando seu irmão mais velho tinha 6 anos. Sempre foi próximo da mãe, com quem tinha afinidade em vários aspectos. Perdera o pai aos 10 anos, após uma longa enfermidade que, retrospectivamente, pode ser atribuída à grande enchente ocorrida em Porto Alegre em 1941. A oficina mecânica da qual ele era proprietário foi totalmente destruída pela força das águas. Nos anos seguintes, a família enfrentou muitos problemas, dívidas e dificuldades econômicas que duraram mais de uma década. Bernardo reconhecia que o pai nunca se recuperara desse golpe da natureza. Sentia o peso de ter que sustentar a família e honrar as dívidas causadas por aquela adversidade. Morreu de uma septicemia após realizar uma apendicectomia.

Como ainda era uma criança nesses tempos difíceis, Bernardo não compreendia bem a profundidade do que havia acontecido com seu pai. Somente percebia o desconforto no ambiente familiar e a necessidade de solucionar os problemas práticos do dia a dia. O seu refúgio preferido era jogar futebol no campo do Parque Farroupilha. Sonhava ser jogador do Internacional, mas contentou-se em ser apenas um torcedor apaixonado e jogar nos campos de bairro, no chamado futebol de várzea.*

> – Eu absolvi meu pai durante os anos em que realizei a primeira psicoterapia. Foi um ótimo tratamento para compreender o meu passado.

Essa frase é ilustrativa dos sentimentos e dramas de Bernardo até compreender melhor a tragédia vivida por seu pai nos tempos da grande enchente de 1941, quando as águas do Guaíba subiram incríveis 4,75 metros, alagaram completamente a cidade de Porto Alegre e deixaram um rastro de lama e destruição. E só percebemos a dimensão de um problema quando o vivenciamos de fato. Em

---

* Futebol de várzea é uma expressão usada para descrever o futebol jogado de forma amadora, sem a organização e a estrutura do futebol profissional.

2023, o Estado do Rio Grande do Sul foi atingido por fortes chuvas e um ciclone foi registrado no Vale do Taquari e na Região Metropolitana de Porto Alegre. Já em 2024, houve a maior enchente no Estado desde 1941, quando 95% dos municípios foram afetados. O Estado ficou praticamente isolado. Assistimos impotentes ao efeito dramático da força das águas. O impacto dessas catástrofes climáticas provoca repercussões na saúde mental das pessoas atingidas direta ou indiretamente. Bernardo lembrou do seu pai.

A mãe de Bernardo morreu quando ele tinha 30 anos. Tinha em relação a ela uma sensação de serenidade e paz interior, pois sempre a ajudou e esteve ao lado dela, e eram muito amigos. Reconhecia, mesmo sendo um homem adulto, que não era fácil ficar órfão de pai e mãe, não ter com quem contar na hora do aperto. E a vida tem tantos momentos de verdadeiro aperto no peito! Será que era isso que estava na sua mente quando, aos 60 anos, me procurou para uma nova rodada de psicoterapia? Seria a crise dos 60 anos? Ou somente a falta da atividade física que havia trazido à tona a sensação de fragilidade?

Ao final da avaliação, eu lhe disse que aquela sensação de fragilidade física era passageira, pois atenuou-se quase completamente durante as entrevistas de avaliação, e que ele poderia observar os acontecimentos por mais algum tempo e, se necessário, me procurar novamente. Afinal, sua vida transcorria muito bem, sem maiores atritos ou conflitos interpessoais.

– Negativo! – foi a sua resposta. – Eu quero iniciar outra psicoterapia. Eu me benefício desse processo de interlocução com um profissional. Eu preciso de um outro olhar sobre mim. Vou me sentir mais seguro. Faz sentido isso que eu estou dizendo?

– Sim, faz todo sentido, Bernardo. Vamos marcar outras sessões e conversar sobre isso – foi a minha resposta.

Passaram-se 15 anos desde esse diálogo. Depois de seis meses de psicoterapia semanal, Bernardo apresentou um problema cardíaco e submeteu-se a uma intervenção cirúrgica bem-sucedida, que resultou na colocação de três *stents*.*

– A minha sensação de fragilidade física não era tão "fora da casinha".

Bernardo me comentou de modo bem-humorado na sessão seguinte ao procedimento cardíaco. Estava aliviado, pois, do ponto de vista cardiológico, não restou nenhuma limitação funcional e, assim, poderia manter regularmente a sua atividade esportiva.

Bernardo nunca mais apresentou problemas cardíacos, é um paciente que evoluiu muito satisfatoriamente em todos os aspectos da sua vida e, mesmo assim, não aceita receber alta. Durante alguns anos realizou apenas três ou quatro sessões, mas não renuncia à ideia de sempre poder marcar uma sessão de revisão ou discutir um novo tema que faça emergir aquela sensação de vulnerabilidade. Em determinados momentos, ao longo desses 15 anos, utilizou doses mínimas de algum medicamento para ansiedade, com boa resposta farmacológica.

Atualmente Bernardo está com 75 anos, e os temas principais de nossas sessões de psicoterapia são o processo de aposentadoria e a reabilitação de uma cirurgia para a colocação de uma prótese no quadril, que fez ressurgir o sentimento de fragilidade física, mas reduziu significativamente as dores crônicas que o acompanhavam havia alguns anos. As corridas intensas cobraram o preço do desgaste articular, e a cirurgia, nesse sentido, foi redentora.

Uma dificuldade para Bernardo era abandonar o protagonismo. O fato de ter sido um profissional relevante em sua área poderia dificultar um pouco a adaptação aos novos tempos. Foi um período delicado para ele, mas era praticamente certo que se sairia bem nessa nova fase. Estava acostumado a lidar com perdas.

* *Stent* é um pequeno tubo expansível, tipo malha, feito de metal, como aço inoxidável ou liga de cobalto. Os *stents* são usados para restaurar o fluxo sanguíneo nas artérias coronárias.

E assim aconteceu. Na última sessão, me relatou a bonita homenagem recebida dos funcionários da empresa em que trabalhou por mais de 40 anos. Ele soube encerrar seu ciclo profissional com dignidade, com respeito a si próprio e aos colegas. Mostrou-me o seu discurso de despedida. Bernardo sempre gostou de falar algumas palavras em eventos profissionais e sociais – ele tem o dom da palavra, é um orador nato.

Eu já mencionei que ele poderia ter alta dessa temporada da psicoterapia, pois estava de bem com a vida nessa nova fase, e teria mais tempo para dedicar às leituras e à natação, o novo esporte escolhido por ele nos últimos anos.

– Ter descoberto a natação e a hidroginástica foi uma maravilha para mim. Eu não vivo sem atividade física! – me contou.

Não tenho a menor dúvida de que sua principal terapia sempre foi a atividade física. Eu, da minha parte, sou um terapeuta coadjuvante para momentos percebidos como de maior fragilidade física. No nosso último encontro, Bernardo aceitou pensar no tema do término da terapia.

46

LAMPEJOS DE BEM-ESTAR

Homero era meu paciente havia mais de 20 anos. No início do tratamento, estava em busca de alívio para uma ansiedade persistente e, principalmente, de suas ideias antecipatórias de ruína. A ansiedade havia se intensificado, inclusive com alguns momentos de verdadeiro pânico, e estava relacionada à decisão de aceitar ou não o convite para assumir um novo desafio profissional como consultor na área da construção civil. Profissional bem-sucedido, aposentado havia menos de um ano, estava inclinado a aceitar, mesmo sentindo-se inseguro e ambivalente. Em paralelo, estava em processo de mudança e adaptação a Porto Alegre, após muitos anos residindo no Rio de Janeiro.

Sua formação profissional incluía os cursos de geologia e engenharia civil, mas, com o passar do tempo, tornou-se especialista na área de gerenciamento de custos em grandes obras de engenharia, o que o conduziu à área da logística e, simultaneamente, ao mundo do gerenciamento de projetos. O universo do controle de custos e uso racional de novos materiais construtivos se tornaria sua principal área de atuação.

Durante 30 anos Homero foi um funcionário exemplar na Petrobras, a gigante brasileira de exploração e produção de petróleo. Em seus últimos anos na companhia, ele estivera ligado à área internacional, realizando trabalhos importantes em países como Irã, Egito e Iraque. Neste último, a Petrobras foi responsável pela descoberta de um dos maiores campos de petróleo do mundo, com reservas de mais de 8 bilhões de barris. No entanto, com a chegada de Saddam Hussein ao poder, a empresa foi obrigada a deixar o país em dezembro de 1979.

No início dos anos 1980, Homero considerou, a contragosto, que estava na hora de planejar sua aposentadoria. A desilusão pela maneira como a política dominava o mundo técnico – e ele era apenas um representante da área técnica, avesso à política – o atingiu emocionalmente, de um jeito diferente. Acusou o golpe, como se diz, porém seus colegas mais experientes pontuaram que economia e política são indissociáveis; aquela situação era normal e, portanto, não valia a pena ele se abalar por questões políticas.

Para Homero, aquela mudança no Iraque representava uma catástrofe. Com a experiência de muitos trabalhos no Oriente Médio, ele tornou-se interessado pelo destino da região. Conhecia em profundidade sua história, relacionada à exploração e produção de petróleo desde o início do século XX. Aquela situação política era lamentável. Ele sabia que a chegada de mais um ditador ao poder seria uma ruína para a sociedade iraquiana. Para Homero, os ditadores eram pessoas viciadas no exercício do poder, e o poder, com o tempo, obscurecia o discernimento e o juízo crítico dos poderosos. A consequência, em geral, era um mundo de trevas e obscurantismo. O tempo só confirmaria a sua percepção.

Quando procurou a minha ajuda psiquiátrica, ele estava aposentado da Petrobras havia quase um ano, e já sentia falta do movimento da vida profissional. Após alguns meses de bem-estar, a rotina diária sucumbiu ao domínio abafado do tédio, sem emoções e desafios, e uma certa tristeza ou nostalgia – que ele disfarçava com algum comentário espirituoso – já havia se instalado na sua alma. Distraía-se com música, cinema e leituras sobre política internacional, além de reler seus escritores prediletos, como Jorge Luis Borges, Ernesto Sábato, Eduardo Galeano e a poesia de Carlos Drummond de Andrade e Mario Quintana. A ausência de desafios era cruel para ele, um homem acostumado a grandes responsabilidades e tarefas gigantes, como o trabalho na Petrobras. Quando se espalhou a notícia da sua aposentadoria, surgiram convites profissionais, mas nada acendia aquela faísca de antes, quando ele e um grupo de colegas partiam para uma missão fascinante, como a prospecção de uma área em busca de descobertas.

Homero construiu uma reputação profissional consistente. Era considerado um elemento decisivo, pois sua simples presença em um projeto significava, além de qualidade técnica, precisão nos processos logísticos e, sobretudo, economia e menos desperdício, o que é sempre valorizado no mundo corporativo. Cuidadoso, chegava ao limite do obsessivo; meticuloso, ia no detalhe dentro do detalhe. Cada obra que realizava possuía um registro próprio, completo, pormenorizado, com características inovadoras específicas. Sempre havia uma inovação, ele nunca apenas repetia fórmulas de sucesso. Muitos dos projetos em que esteve envolvido se tornaram modelos para projetos futuros, e os mais jovens aprendiam com ele.

Por fim, após vários convites, aceitou ser consultor sênior e ingressou em uma consultoria para obras de grande vulto no Brasil e no exterior. Porém, aos 63 anos, sentia-se velho para iniciar um trabalho novo e, insidiosamente mais angustiado, procurou ajuda especializada. Na primeira consulta foi direto ao ponto:

> – Acho que estou ultrapassado! Não vou conseguir aprender todas as novidades da automação e dos projetos no computador. As plantas arquitetônicas são desenhadas em programas específicos e mais precisos. Os jovens estão dominando esse processo, e eu me sinto velho demais para aprender essas novidades. E, pior, não tenho facilidade para usar o computador além do programa

de texto. É uma tortura para mim. Fico horas tentando e avanço centímetros. E os programas de planilhas de custos, então? Estou completamente ultrapassado. Vai ser um caos!
- Tu fazes essas tentativas de aprender sozinho ou alguém te ensina? – foi minha primeira pergunta, ainda na consulta de avaliação.
- Em geral eu tento sozinho. Sempre fiz tudo sozinho, sou meio autodidata. No fundo, acho que é uma espécie de autossuficiência ou arrogância do meu ego. Os colegas percebem as minhas dificuldades e tentam me ajudar, mas parece que estou bloqueado para o aprendizado. Estou me sentindo um verdadeiro impostor, e me contrataram pela minha experiência! Eles acham que eu sei muito mais do que eles.
- Tu não me pareces arrogante. Pelo contrário, demonstras muita simplicidade, desde o modo como te expressas até o jeito de te vestires, próprio de uma pessoa simples. Gostei do termo "autossuficiência ou arrogância do meu ego"; é autoexplicativo.
- Sim, sou uma pessoa simples, de hábitos comuns, sem extravagâncias. A minha maior extravagância são as leituras, as viagens – viajei muito pela Petrobras, principalmente para o Oriente Médio – e as minhas pesquisas em materiais construtivos, mas agora estou bloqueado, não consigo ter nenhuma ideia boa. Há quase dois anos estou sem nenhuma pesquisa nova. Acho que é como os bloqueios dos artistas, com a diferença de que não sou um artista. A minha antiga facilidade para a concentração me abandonou. Tudo era fácil para mim, aprendia com considerável velocidade, e agora é um verdadeiro tormento!

Quando questionei o que era fácil para ele aprender antigamente, ele foi sintético:

– Tenho que te dizer que a fluência em vários idiomas facilitou a minha vida pessoal e profissional. Nasci em uma cidade da fronteira com a Argentina, onde aprendi o espanhol. Como minha mãe era de origem germânica, aprendi o alemão com ela. Na juventude, tive oportunidade de passar uma temporada em um intercâmbio nos Estados Unidos, logo, aprendi inglês; com minha esposa – com quem aconteceu o verdadeiro amor à primeira vista –, aprendi francês, pois ela era de origem francesa.

– Então, com essa facilidade para idiomas e com o a experiência acumulada, vais aprender tranquilamente a lidar com as novas tecnologias, tanto com as planilhas como com as plantas arquitetônicas.

Dessa maneira, tentei estimular logo de início o lado positivo de Homero. Creio que atualmente essa simples observação poderia ser considerada como uma intervenção na linha da psiquiatria positiva.

– Acho que não. Creio que é o meu fim. A minha memória não é mais a mesma, demoro a lembrar das coisas que aprendi ontem. Vou ser ultrapassado logo. Aliás, eu já fui ultrapassado. Todos aprendem tudo rapidamente e falam das novidades como se fossem banais. Vejo o meu futuro arruinado! Não vejo alternativas, e talvez o certo seja desistir da consultoria. Antes tudo era fácil, agora tudo ficou difícil. Não vejo saídas. Tem um aperto no meu peito, uma espécie de tontura, de "zonzeira". E também me sinto mais irritado. Estou precisando da tua ajuda, Fernando.

Estávamos no final dos anos 1980 e a transição tecnológica daquela década havia atingido Homero de forma impressionante. Não era razoável uma pessoa com a história dele se sentir tão arruinada assim, sem uma explicação plausível do ponto de vista emocional e/ou psiquiátrico, a menos que houvesse algum agente causal mais específico, como, por exemplo, o uso de um medicamento. Será que se tratava do início de um processo demencial? Ou seria somente uma reação depressiva ansiosa em decorrência da aposentadoria? A saída da Petrobras acontecera já havia um ano, a atividade de consultoria era uma oportunidade interessante e promissora para um homem ainda em idade produtiva. Claro, era uma atividade diferente para ele, haveria uma instabilidade no fluxo do trabalho e dos honorários, a depender da situação econômica do Brasil – e, como sempre, do cenário mundial e da geopolítica internacional. Permaneci algum tempo intrigado após o término da nossa primeira consulta. Como aquele homem bem-sucedido e profissional reconhecido se encontrava naquela situação? Por que ele não conseguiria aprender a lidar com as novidades da digitalização se fora capaz de coisas muito mais difíceis? Seria a idade? Não é tão fácil aprender coisas novas nessa idade, mas ele sempre gostara das novidades. Era estranho e preocupante. Seria mesmo um bloqueio emocional? Seria a própria natureza dos processos informatizados? Seria a mudança do Rio de Janeiro para Porto Alegre? Existiria algum outro motivo para aquela aflição que justificasse procurar ajuda de um psiquiatra? Havia aquele resíduo permanente de ansiedade, que insistia em não ir embora. Alguns quadros de ansiedade têm essa peculiaridade de deixar um resíduo desconfortável, uma sensação de opressão interior – "um peso ou aperto no peito". O médico clínico já mencionara várias alternativas psicofarmacológicas, mas ele era refratário a essa ideia.

– Remédios são venenos – ele me disse.
– Mas sem eles pode ser pior – eu respondi.

Se ele retornasse para a consulta de avaliação seguinte, eu poderia investigar em profundidade essas dúvidas – em torno de 20 a 40% dos pacientes não retornam para a segunda consulta de avaliação psiquiátrica. É um índice bem elevado. Muitas vezes os pacientes nos procuram e, por algum motivo que não percebemos ou por absoluta falta de sintonia, eles não retornam para a sequência da avaliação ou tratamento. No entanto, Homero retornou na semana seguinte, conforme o combinado. E assim prosseguimos na exploração da sua história.

Havia de imediato a possibilidade da perda do pai. Seu Isidoro era um homem idoso, próximo de completar 85 anos, e com uma longa história de doença cardíaca, diabetes e hipertensão, tendo sido um fumante inveterado e, eventualmente, usado álcool em excesso. A mãe de Homero já havia falecido havia alguns anos. Seu Isidoro apresentava um quadro clínico delicado, complicado pela descoberta recente de uma neoplasia de pulmão; certamente não iria muito longe. A morte do pai era uma perspectiva real e próxima. Homero era o responsável pelo cuidado do pai, mas contava com a ajuda de uma tia e seu filho, que residiam no mesmo prédio que Seu Isidoro. Sem eles tudo teria sido mais difícil e complicado.

A proximidade da morte do pai era algo evidente e palpável e, claro, estava na gênese da aflição relacionada ao bloqueio para aprender a usar as novidades da tecnologia. Existiam alguns conflitos antigos com o pai, engenheiro como ele, e um homem de personalidade forte, autoritário, conservador. Ambos se aposentaram aos 63 anos, e o pai se tornara uma pessoa ranzinza, fechada, mal-humorada e irritada após a aposentadoria. Progressivamente, relaxara nos cuidados com a própria saúde.

A tristeza com o quadro clínico do pai seria o pano de fundo para a instalação do quadro de ansiedade? Ou seria o temor de ter exatamente o mesmo destino dele, que piorou a qualidade de vida após a aposentadoria? No mínimo, a coincidência era por demais intrigante. Comparações, questionamentos e suposições são exercícios espontâneos e automáticos em mentes de terapeutas de qualquer corrente, quase um vício ou cacoete profissional. *"Por algo es"** é uma expressão certeira que aprendi com um paciente argentino no início da carreira e me acompanha até a atualidade.

---

* *Por algo es* significa por um motivo ou por alguma razão.

– Eu me sinto um impostor. Acho que a qualquer momento vou ser desmascarado. É uma sensação de que as pessoas vão descobrir que o meu trabalho é menos importante do que elas acreditam que seja e que eu não faço a menor diferença. Sou dispensável! – assim Homero iniciou outra consulta. Ele estava acometido pela famosa síndrome do impostor,* que se manifesta em momentos de insegurança.

Homero não era o único acometido por esse tipo de ansiedade. Toda uma geração de profissionais se sentia ameaçada pelas novidades da informatização dos processos de trabalho. A solução era aprender as novidades ou sair de cena lentamente. Todos nós temos dificuldades em aprender coisas diferentes, principalmente quando nos tornamos mais velhos. A realidade profissional, em geral, é dura e cruel com as transições na vida. A minha função era, exatamente, ajudá-lo nesse processo. Parar de trabalhar em definitivo seria uma questão delicada para uma pessoa com o seu perfil, pois, após um breve período desfrutando de algumas viagens e do ócio, o tédio seria companhia permanente. Sua personalidade exigia que estivesse em movimento ou em algum desafio intelectual. Homero gostava de tarefas e desafios. Esse funcionamento psicológico eu captei ainda nas sessões iniciais da terapia; o segredo do bem-estar, para ele, era o envolvimento com projetos, de preferência bem complexos. Quanto mais difícil, melhor para ele.

Iniciamos nosso trabalho psiquiátrico por uma revisão neurológica e uma bateria de testes psicológicos e exames, com o objetivo de verificar a possibilidade de haver uma origem orgânica no seu quadro psiquiátrico. Felizmente os testes de Homero revelaram apenas pequenas falhas atencionais, diminuição da velocidade visomotora e da memória operacional. Eram falhas discretas, que

---

* Síndrome do impostor é o medo de ser desmascarado pela insegurança em relação à própria capacidade.

poderiam ser explicadas apenas pelo aspecto emocional. Isso o ajudou muito naquelas quatro ou cinco semanas de exames. Foi um grande alívio saber que nada de estrutural ou orgânico estava na origem dos seus problemas.

O caminho seria insistir na ideia de utilizar um medicamento para a ansiedade; se bem tolerado, poderíamos aumentar a dosagem até obter o efeito antidepressivo. O escolhido foi a clomipramina,* na dose de 10 mg ao dia. Naquela época, final da década de 1980, alguns trabalhos científicos, inclusive de centros universitários pioneiros em pesquisa psiquiátrica, comprovavam que esse medicamento, em doses baixas, de 10 a 50 mg, era uma droga eficaz e segura para a síndrome de pânico e a ansiedade.

Não lembro com precisão o argumento por mim utilizado para que Homero contratasse alguém para ajudá-lo a aprender a usar as planilhas eletrônicas. Em pouco tempo, com a ajuda de uma dupla de jovens estagiários da empresa, Valéria e Vinicius, ele já dava os primeiros passos para não se sentir tão ultrapassado. Tornaram-se um trio inseparável, e os estagiários o chamavam de Tio Homero.

Seu Isidoro morreu cerca de dois meses depois. Estava hospitalizado havia várias semanas, sem chance de recuperação, e as previsíveis complicações clínicas, por fim, cobraram seu preço. Em grande parte, a morte do pai gerou um alívio para o quadro de ansiedade do meu paciente, que vivia a expectativa desse desfecho. A morte de alguém é triste, mas, naquele caso, já não havia nenhuma perspectiva de sobrevivência ou qualidade de vida. Nessas circunstâncias, fica mais fácil a elaboração da perda de uma pessoa querida.

Logo surgiu nas sessões de terapia a preocupação de Homero por ser um fumante inveterado. Todas as tentativas de interromper o hábito de fumar até ali tinham sido infrutíferas, e, naquele

---

* Clomipramina é um antidepressivo tricíclico desenvolvido nos anos 1960. Sua atividade terapêutica ocorre por meio da recaptação dos neurotransmissores noradrenalina e serotonina (5-HT) liberados nas sinapses, sendo a inibição da recaptação de 5-HT o componente mais importante dessas atividades.

momento, o problema do tabagismo não seria abordado. O nosso trabalho, naquela fase inicial, se concentrou no aprendizado das novas tecnologias relacionadas ao trabalho, no uso da medicação para ansiedade e no aumento da dose para ter eficácia no combate às ideias de ruína. As respostas apareceram de forma lenta, e foi necessário contar com a paciência de Homero para não desistir da medicação. Os efeitos colaterais não foram intensos, mas pronunciados o suficiente para causar desconforto, como boca seca e intestino preso.

Efeitos colaterais são como uma pedra no sapato: incomodam. Homero protestava, não tolerava bem nenhum desconforto físico, mas eu insistia que sua ansiedade diminuiria. O tratamento de quadros de ansiedade e síndrome de pânico com medicação era uma novidade excelente no campo psiquiátrico; mudaria de forma notável o paradigma dos tratamentos psicológicos no futuro, mas paciência é um requisito decisivo nesses casos. Frequentemente, nós, os responsáveis pelo tratamento, também ficamos impacientes. Na verdade, todos gostamos de resultados imediatos, como a anestesia para tirar a dor. Que bom seria encontrarmos algum anestésico para ansiedade! Tratamentos antigos, como ioga e meditação, sempre foram recomendados para esse fim, assim como hoje é a prática de *mindfulness*. No entanto, nem todos os pacientes se adaptam a essas modalidades.

Ao longo de quatro a seis semanas, Homero começou a perceber o resultado, com uma diminuição acentuada dos sintomas de ansiedade. O "aperto" no peito, a tontura e a "zonzeira" desapareceram após oito semanas do uso do remédio. Era difícil explicar, com exatidão, o mecanismo de ação dos medicamentos; era algo relacionado com o aumento do neurotransmissor serotonina[*] nas sinapses do sistema nervoso central. Homero já se sentia em

---

[*] Serotonina é um dos neurotransmissores que atuam na regulação de humor, sono, apetite, ritmo cardíaco, temperatura corporal, sensibilidade e funções cognitivas. A sua diminuição nas sinapses pode causar mau-humor, insônia, ansiedade ou mesmo depressão.

melhores condições de seguir aprendendo a usar as novidades tecnológicas com a dupla de estagiários Valéria e Vinicius, que não o deixavam esmorecer. Passaram-se mais algumas semanas, e os pequenos resultados se consolidaram. Ao cabo de aproximadamente cinco meses de tratamento intensivo, as ideias de ruína também cederam muito – não totalmente, mas o necessário para seguir em frente a nova jornada de desafios. Homero não se aposentou em definitivo. Não repetiu a história de seu pai.

- A síndrome do impostor sofreu um duro golpe! – com essa frase emblemática, Homero começou uma sessão de terapia após quase seis meses do início do tratamento.
- Como assim, Homero? – perguntei, com uma expressão de espanto e alegria.
- Não estou me sentindo mais um impostor, pelo menos um impostor completo, como antes. Já estou usando com autonomia algumas ferramentas das planilhas eletrônicas. Ainda preciso de ajuda, mas já não fico nervoso se estou sozinho com um trabalho, mesmo na frente dos clientes. A ansiedade desceu para patamares aceitáveis. Acho que estou ficando bom!
- E como estás vislumbrando o futuro? – perguntei, a fim de avaliar as ideias de ruína.
- Procuro não pensar muito no futuro, Fernando. É melhor para mim. Se eu penso um pouco em como vai ser, vejo tudo meio sem graça. Sabe, assim, sem grandes aventuras? A minha esposa, Vera, procura me animar com planos de viagens para lugares diferentes, que tenham paisagens e culturas ricas, e também aventuras, tipo locais com trilhas e cachoeiras. Ela adora viajar, bem mais que eu. Agora quer conhecer o Oriente: Irã, Egito, Jordânia, Síria, Líbano e Israel. E, depois da queda do muro de Berlim, quer conhecer o Leste Europeu. Eu prometi levá-la no próximo ano. A Vera segurou essa barra pesada que eu

passei sem reclamar nada. Ela é para cima, bom astral, sempre me apoiando; uma verdadeira parceira.

Falava dela com o carinho de quem ainda era apaixonado pela esposa. A história de amor deles era simples e bonita. Tiveram três filhas, duas estavam casadas e somente a mais jovem ainda morava com eles. Estavam entrando em outra época linda da existência, que é o nascimento dos netos. Homero era um homem feliz na vida afetiva e familiar.

– Encontrar um amor na vida não é algo tão simples – ele me dizia –, e viver com esse amor o resto da vida é bem difícil.

O verdadeiro teste de seu estado mental seria a apresentação de um grande trabalho, que aconteceria em breve. Uma comitiva da empresa de consultoria na qual trabalhava viajaria a um país da África para definir a construção de uma hidrelétrica. Homero estava encarregado de uma parte delicada dessa apresentação, intrinsecamente relacionada à geografia do local e, claro, à viabilidade econômica do projeto. Homero conhecia o projeto em detalhes, e os gestores já confiavam nele como seus antigos chefes na Petrobras. Se fosse bem-sucedido, teríamos um indício sólido de que ele havia saído do "modo arruinado". De fato, tudo transcorreu como planejado. A síndrome do impostor fora derrotada!

Essa fase de nosso trabalho psicoterápico e psiquiátrico se estendeu por quase dois anos, e vários obstáculos foram superados. Restou uma discreta ansiedade, às vezes mais desconfortável, mas, na maior parte do tempo, permanecia quase assintomático. Também o sono não era perfeito, e Homero fazia uso esporádico de algum medicamento, como bromazepam,* desde os tempos da

---

* Bromazepam é um medicamento ansiolítico, do grupo dos benzodiazepínicos, que possui efeitos sedativos no sistema nervoso central. É usado principalmente como ansiolítico, mas também é miorrelaxante e anticonvulsivante.

Petrobras, para compensar os efeitos das mudanças de fuso horário durante as viagens. O tratamento entrou, então, em uma fase de manutenção. Passamos a ter consultas de revisão mais esporádicas, mas Homero preferia me deixar por perto:

> – Acho melhor eu aparecer aqui de 15 em 15 dias ou ao menos uma vez ao mês. Fico mais seguro. Não quero passar por aquilo novamente. Foi muito ruim. Acho que temos de considerar ainda o problema do cigarro. Eu não consigo deixar de fumar. Eu e tu sabemos que é necessário manter as consultas.

Homero estava decidido a fazer o que fosse possível para deixar o tabagismo e, assim, se afastar do destino do seu pai. Aceitou iniciar uma terapia de substituição de nicotina com uma goma de mascar – os famosos chicletes de nicotina, desenvolvidos originalmente na Suécia durante a década de 1970. Ele não tolerou os efeitos colaterais da bupropiona,* um bom medicamento para tratar a dependência de nicotina, mas que, no caso dele, aumentava nitidamente os sintomas de ansiedade. Como a paciência não era o seu forte, fomos em frente apenas com a goma, mas Homero sentia vergonha de ser visto mascando chiclete. Também achava um transtorno ter que tirar o chiclete da boca para fazer as refeições. Acabava usando-o por umas semanas e desistia. No entanto, percebia que aquele simples chiclete diminuía mesmo a necessidade de fumar. Enfim, era um caminho para mais uma vez se afastar do rumo traçado pela figura paterna.

Um presente de Maria Lúcia, sua filha mais nova, ao retornar de uma viagem, resolveu o problema. Ela lhe comprou uma caixinha de alumínio pequena e discreta, do tamanho perfeito para colocar

---

* Bupropiona é uma droga antidepressiva que atua como inibidor da recaptação de dopamina e noradrenalina nas sinapses. Foi o primeiro medicamento eficaz no tratamento da interrupção do hábito de fumar, por amenizar os sintomas de abstinência de tabaco e, em alguns casos, simplesmente abolir o desejo de fumar.

os chicletes de nicotina. Por motivos insondáveis, aquela caixinha de alumínio, azul clarinho, com a imagem de um passarinho, o impulsionou em definitivo a abandonar um vício antigo. Nos três meses seguintes, usou o chiclete de nicotina diariamente e, por fim, deixou o hábito de fumar cigarros no terreno das lembranças. Ainda pegava um cigarro, colocava na boca, mas não o acendia. Fumava o cigarro apagado. Dizia, em tom de brincadeira, que precisava somente organizar uma despedida para o poeta Mario Quintana, que, no poema *Arte de fumar*, opina sobre os não fumantes: "Desconfia dos que não fumam: esses não têm vida interior, não têm sentimentos". Homero era leitor e apreciador de poesia. "A vida é uma longa poesia", me dizia frequentemente.

Homero seguiu com uma evolução favorável, ao menos na maior parte do tempo. Acostumou-se com a presença de alguns sintomas flutuantes de ansiedade e também com os inevitáveis efeitos colaterais dos medicamentos. Durante muitos anos se beneficiou do citalopram,[*] um antidepressivo surgido no início dos anos 1990 e muito bem tolerado por ele, com mínimos efeitos indesejáveis.

As aventuras profissionais, no entanto, retornariam à vida de Homero. Junto com os jovens Valéria e Vinicius e mais um sócio, abriu uma consultoria profissional. Aos 69 anos, ele deixaria de ser funcionário e se tornaria dono da própria empresa, a consultoria de projetos HVVZ, cujo nome era formado pelas iniciais dos nomes dos quatro sócios. Tornou-se empresário, e a ansiedade aumentou novamente. As ideias de ruína em relação ao futuro, praticamente desaparecidas, retornaram e o espreitavam, gerando momentos de aflição. Traziam sensações de desconforto e ameaçavam o seu bem-estar. Iniciar aventuras profissionais naquela idade, já chegando aos 70 anos, não era tão simples.

---

[*] Citalopram é um antidepressivo, inibidor seletivo da recaptação de serotonina, que atua nas sinapses aumentando a disponibilidade de serotonina. É indicado no tratamento de quadros depressivos, transtornos de ansiedade e transtorno disfórico pré-menstrual.

Não seria a hora de se aposentar, de se dedicar mais a Vera e à família, de fazer as viagens de que eles tanto gostavam? Não, ele não pensava assim. Desejava seguir se envolvendo em projetos que instigassem sua mente criativa. Depois de algumas consultas, aceitou a minha ponderação de pelo menos se dedicar um pouco mais às viagens, das quais ele e Vera retornavam sempre renovados. Homero apreciava demais o Nordeste brasileiro, com suas praias paradisíacas; ela, por sua vez, gostava mais de conhecer outros países. Eles negociavam bem essas diferenças.

O tempo foi passando e, em uma consulta de revisão, Homero me disse que estava com problemas sérios na empresa. O novo sócio – Z – se revelara uma pessoa que não se pautava pelos mesmos valores éticos que ele. Era uma pessoa inescrupulosa na sua conduta com sócios, clientes e fornecedores. Foi um período difícil na terapia, quase como no início do tratamento, mas com matizes mais depressivos do que ansiosos. Valéria e Vinicius estavam muito constrangidos, pois foram eles que apresentaram Z a Homero. A situação era bem grave, porque houve desvios financeiros significativos. Não havia a menor chance de conciliação. Homero não sabia como se desembaraçar. Após várias consultas comigo, com amigos e com dois advogados especializados, sua decisão foi deixar a sociedade. Seguiu a sugestão de Vera, sua principal conselheira, que era sábia e sensata.

O meu trabalho era ajudá-lo a perceber que ele poderia seguir sozinho, em trabalhos talvez menores, porém de forma independente. A dupla VV, como não queria perder a experiência e, principalmente, a credibilidade de Homero, também decidiu sair da empresa. Seria cada um por si dali para a frente. Às vezes as sociedades terminam de forma melancólica, mas, para Homero, a saída foi libertadora. Ele logo iria se convencer de que poderia seguir sozinho sua jornada.

– *C'est la vie.* – ele me diria algumas vezes sobre esse último acontecimento profissional.

Sua trajetória seguiu muito bem até quase os 85 anos. Manteve-se ativo, lúcido, trabalhando com qualidade invejável e acompanhando os acontecimentos da política, como sempre. Nesse longo período de convivência médico-paciente ou paciente-terapeuta, muitas afinidades emergiram em nosso relacionamento, como o gosto pelo futebol e por leituras sobre os conflitos geopolíticos.

Nessa época, recebi de um amigo que, coincidentemente, também havia trabalhado na Petrobras, a indicação do livro *Todos os homens do xá*,* que trata do golpe de estado implementado no Irã em 1953 e patrocinado pela Agência Central de Inteligência (CIA, do inglês *Central Intelligence Agency*).** Homero não havia lido o livro, mas se interessou. É um livro que narra em detalhes a primeira ação da CIA em um país estrangeiro e como aconteceu a destituição de um líder democraticamente eleito – Mohamed Mossadegh –, substituído pelo xá Mohamed Reza, pró-Ocidente.

A partir de então, começou uma longa ditadura, que durou até 1979, interrompida pela Revolução Islâmica, que levou ao poder uma teocracia antiamericana e defensora do terrorismo como meio de ação, que inspirou o fanatismo antiocidental. O livro é uma verdadeira aula sobre a história recente do Oriente Médio, escrita de forma brilhante e eletrizante. E é também uma aula sobre a insensatez.

Homero se entusiasmou muito com minha recomendação. Talvez seja essa a minha última lembrança dele muito bem emocionalmente. Após a leitura do livro, ele me falou muito sobre o Irã, país que conhecia bem, desde sua geografia até a cultura milenar. Ele lamentava que houvesse mais um regime autoritário e fanático na região.

O declínio cognitivo de Homero foi se instalando lentamente, quase de modo imperceptível. A origem desse declínio depois foi esclarecida, estava em uma série de microangiopatias cerebrais,

---

* KINZER, S. *Todos os homens do xá*. Rio de Janeiro: Bertrand Brasil, 2003.
** A CIA é uma agência de inteligência civil do governo dos Estados Unidos, responsável por investigar e fornecer informações de segurança nacional para o presidente e para o seu gabinete.

decorrentes tanto de uma arritmia cardíaca como da dislipidemia que o acompanhava nos últimos anos. Deixou de dirigir seu automóvel, não queria ou não conseguia participar de atividades profissionais e, por fim, perdeu sua autonomia. Passei a vê-lo, então, na sua residência, em consultas de revisão, que eram mais visitas de um amigo. Lembro de uma ocasião em que ele ganhou de presente um livro sobre a guerra do Kosovo.* Como eu sabia que sua família paterna tinha origem na antiga Iugoslávia, tentei estabelecer um diálogo sobre esse tema, mas a conversa não prosperou; ele não parecia mais a pessoa de antigamente, tão interessada em assuntos como esse.

Fiz uma das minhas últimas visitas a Homero em uma manhã de domingo, de céu limpo e ensolarado, que trazia luminosidade para o ambiente. Na sala onde se descortinava a vista para uma grande área verde e o rio Guaíba ao fundo, Homero me recebeu, bem vestido, com os cabelos brancos bem penteados e, ao me ver, levantou-se do sofá com a ajuda da esposa, a sempre presente Vera, abriu um sorriso e me estendeu a mão:

– Oi, Fernando!

Era o seu modo habitual de me cumprimentar.

– Como vai, Professor Homero? – às vezes eu o chamava assim.
– Fernando, eu agora tenho lampejos de bem-estar! – respondeu ele sorrindo.

Feliz com a minha visita, me convidou a sentar no sofá. Iríamos conversar um pouco sobre amenidades e tomaríamos um cafezinho passado na hora pela Vera. Ele não percebeu que eu

---

* FRANÇA, P. R. C. A Guerra do Kosovo, a OTAN e conceito de "Intervenção Humanitária". Porto Alegre: UFRGS, 202..

me emocionei com sua frase, pois baixei a cabeça, desviei o olhar e contive as lágrimas. Lampejos de bem-estar! Essa expressão ficaria gravada na minha mente como uma síntese poética. Ele já não era o mesmo de antigamente, mas conservava a inteligência e o lirismo para descrever seu estado emocional, para expressar o pouco que ainda restava de dignidade e bem-estar naquele delicado momento da vida.

Em um momento de privacidade, Vera me contou que poucas coisas o interessavam, porém ele gostava de ver na televisão programas de perguntas e respostas com prêmios. Era incrível como ele ainda lembrava de muitas respostas. Às vezes perguntava uma palavra em inglês para ele, que, como um dicionário sempre aberto, dava a resposta certa. Ele já não respondia aos *e-mails*, e ela o fazia por ele.

Homero morreu pouco tempo depois dessa visita. No entanto, a expressão "lampejos de bem-estar" está presente na minha vida de modo permanente. Será que não é isso mesmo a existência, alguns momentos de bem-estar, às vezes mais presentes, outras vezes menos?

Homero já faleceu há alguns anos, e eu lembro dele a todo instante, pois o mundo parece que se esqueceu dos horrores e atrocidades das guerras. Novamente assistimos a conflitos com um número assustador de mortes (2023 foi o ano com o maior número de mortos em conflitos desde a guerra da Coreia, em 1950), como as guerras civis na Etiópia e no Sudão, o conflito entre Rússia e Ucrânia e, mais recentemente, entre Israel e o Hamas. E o Irã, com os aiatolás no poder desde 1979, tornou-se um regime baseado no fundamentalismo islâmico, radicalmente contrário à liberdade, à democracia e à pluralidade – de ideias, de gêneros e de culturas. E, ainda mais grave e perigoso, é um regime que estimula e patrocina milícias islâmicas terroristas, como o Hamas, na Faixa de Gaza, o Hezbollah, no Líbano, e os Houthis, no Iêmen.

Homero tinha horror a ditadores e regimes autocráticos. Ele tinha uma profunda noção de como determinados líderes narcisistas se aferram ao poder e se julgam mais importantes que suas nações. São cruéis com a oposição política, eliminam adversários e, em geral, o resultado é desastroso.

Se Homero estivesse vivo, iríamos conversar e discutir o livro *O novo Iluminismo*, de Steven Pinker,* o famoso psicólogo cognitivo canadense, sobre a necessidade de defender os princípios fundamentais do Iluminismo. É urgente para a sobrevivência e o progresso da humanidade defendermos os princípios da razão, da ciência e do humanismo.

Precisamos, nestes tempos de turbulência mundial, de muitos "lampejos de bem-estar" em nossas lideranças políticas para sobreviver a uma época tão dominada por extremismos e nacionalismos. Precisamos de muitos momentos de bem-estar para seguir em frente esta jornada extraordinária que é a vida.

---

* PINKER, S. *O novo Iluminismo*: em defesa da razão, da ciência e do humanismo. São Paulo: Companhia das Letras, 2018.

47

MODULAÇÃO

Melhorei, Fernando.
Melhorou como?
Modulei o foda-se!